仿头模实验教程

主　编　李　娜
副主编　周海静
编　者　（按姓氏汉语拼音排序）
　　　　　韩　冰　西北民族大学口腔医学院
　　　　　李　娜　西北民族大学口腔医学院
　　　　　聂红兵　西北民族大学口腔医学院
　　　　　周海静　西北民族大学口腔医学院

科学出版社
北　京

内 容 简 介

本教材是根据口腔医学本科教学大纲的要求编写而成的。本教材综合了口腔内科学、口腔修复学、口腔颌面外科学、口腔正畸学的主要教学实验，详细地描述了每个实验的实验内容、目的和要求、实验用品、实验步骤和方法及思考题，每一部分均涵盖了主要操作项目，图文结合，方法规范，有一定的先进性和科学性。有助于学生对基本理论、基本知识和基本技能的理解与掌握。

本教材适合口腔医学专业本科使用。

图书在版编目（CIP）数据

仿头模实验教程 / 李娜主编. —北京：科学出版社，2018.6
ISBN 978-7-03-057997-3

Ⅰ. ①仿… Ⅱ. ①李… Ⅲ. ①口腔科学–教学模型–实验–教材 Ⅳ. ①R78-33

中国版本图书馆 CIP 数据核字（2018）第 130406 号

责任编辑：朱 华 / 责任校对：郭瑞芝
责任印制：张 伟 / 封面设计：陈 敬

版权所有，违者必究。未经本社许可，数字图书馆不得使用

科学出版社 出版
北京东黄城根北街16号
邮政编码：100717
http://www.sciencep.com

北京建宏印刷有限公司 印刷
科学出版社发行 各地新华书店经销
*

2018年6月第 一 版 开本：787×1092 1/16
2018年6月第一次印刷 印张：8
字数：180 000

定价：32.00元
（如有印装质量问题，我社负责调换）

前　言

为了顺应教育部关于深化医学教育改革的总体要求，力求达到培养高素质、创新性、实用型口腔医学人才的目标，根据口腔医学本科教学大纲、西北民族大学口腔医学院现有的实验设备和条件，以及近几年的口腔本科教学实践，同时参照了国内多家兄弟院校的经验编写了《仿头模实验教程》。本教材将口腔临床医学课程的内容进行融合，力求达到提高学生学习能力、实践能力、创新能力、应急能力的培养目的。

全书共4篇，包括口腔内科学、口腔修复学、口腔颌面外科学、口腔正畸学。

本教材的特点：针对西北民族大学口腔医学院实际办学条件、生源特点及培养目标而设置实验项目和内容，以口腔医学专业教学计划和教学大纲为依据，创新性地将口腔模拟教学设备——仿头模与口腔医学基本操作实验相结合，突破通用教材内容和方法陈旧的缺点，顺应当前实验教学方法的发展趋势，有助于培养学生积极思考和实际动手能力，内容详实，具有很强的指导性。

本教材供口腔医学教师教学和学生学习使用。

在编写过程中，参考了四川大学口腔医学院、西安交通大学口腔医学资料，以及人民卫生出版社出版的《口腔材料学》《牙体牙髓病学》《口腔牙周病学》《口腔颌面外科学》《口腔正畸学》《口腔解剖生理学》和《口腔医学基础实验教程》，以及王丽老师主编的《口腔内科学及口腔颌面外科学实践教学操作指南》。此外，在本教材编写的过程中得到了西北民族大学口腔医学院全体老师的大力支持，在此一并致谢！

由于编者水平有限，不足之处，在此恳请各位专业同行和学生提出宝贵意见！

西北民族大学口腔医学院
李　娜
2018年5月

目　　录

第一部分　口腔内科学 ... 1
- 实验一　仿头模石膏模型的制备 ... 1
- 实验二　龋病损害及洞形结构的认识 ... 3
- 实验三　仿头模Ⅰ类洞制备 ... 6
- 实验四　仿头模Ⅱ类洞制备 ... 9
- 实验五　仿头模Ⅲ类洞制备 ... 11
- 实验六　仿头模Ⅳ类洞制备 ... 13
- 实验七　仿头模Ⅴ类洞制备 ... 15
- 实验八　橡皮障隔离术 ... 17
- 实验九　常用材料窝洞垫底、充填术（一）氧化锌丁香油 ... 22
- 实验十　常用材料窝洞垫底、充填术（二）磷酸锌水门汀 ... 24
- 实验十一　常用材料窝洞垫底、充填术（三）玻璃离子水门汀 ... 26
- 实验十二　光固化复合树脂粘接修复术 ... 28
- 实验十三　窝沟封闭术 ... 32
- 实验十四　开髓术 ... 35
- 实验十五　盖髓术 ... 43
- 实验十六　活髓切断术 ... 46
- 实验十七　根管治疗术 ... 48
- 实验十八　龈上洁治术 ... 56
- 实验十九　龈下刮治术 ... 60
- 实验二十　松牙结扎固定术 ... 63
- 实验二十一　牙周手术基本操作、牙龈切除术、牙周翻瓣术 ... 65

第二部分　口腔修复学 ... 69
- 实验一　全口义齿的制作——基托和𬌗堤的制作 ... 69
- 实验二　全口义齿的制作——确定、转移颌位关系 ... 72
- 实验三　后牙邻𬌗金属嵌体的制作 ... 75
- 实验四　简单桩冠及桩核蜡型制作 ... 78
- 实验五　前牙金属烤瓷冠制作牙体预备及塑料冠制作 ... 81
- 实验六　后牙铸造固定桥的制作牙体预备、取印模和灌注模型 ... 84

第三部分　口腔颌面外科学 ... 86
- 实验一　口腔颌面部局部麻醉——上牙槽后神经阻滞麻醉 ... 86
- 实验二　口腔颌面部局部麻醉——下牙槽神经阻滞麻醉 ... 90
- 实验三　口腔颌面部局部麻醉——腭前神经阻滞麻醉 ... 93
- 实验四　口腔颌面部局部麻醉——鼻腭神经阻滞麻醉 ... 96
- 实验五　牙拔除术的步骤和方法（一）口腔拔牙器械的识别 ... 99

  实验六 牙拔除术的步骤和方法（二） ……………………………………………… 102
  实验七 下颌阻生齿拔除术 ……………………………………………………… 105
  实验八 智齿冠周炎病例讨论 …………………………………………………… 107
  实验九 脓肿切开引流术 ………………………………………………………… 111
  实验十 颌骨骨折结扎固定 ……………………………………………………… 113
  实验十一 外科绷带包扎术 ……………………………………………………… 115
第四部分 正畸学部分 ……………………………………………………………………… 117
  实验 正畸托槽的粘接 ………………………………………………………………… 117
参考文献 ……………………………………………………………………………………… 122

第一部分 口腔内科学

实验一 仿头模石膏模型的制备

【实验内容】
灌制离体牙或树脂牙仿头模石膏模型。

【目的和要求】
掌握灌制离体牙或树脂牙仿头模石膏模型的方法。

【实验用品】
离体牙若干、树脂牙若干(卡瓦)、全口牙列橡胶阴模,超硬石膏。

【实验步骤和方法】

1. 全口牙列橡胶阴模(图 1-1)为高品质蓝色或透明色硅胶制,经久耐用,能够精确复制全牙列石膏模型。

2. 灌制石膏模型前,先用清洁剂洗涤干净,空气枪吹干后,将所需离体牙或树脂牙放入相应牙位,必须插至阴模底部,位置放正,以防灌出的模型中出现离体牙或树脂牙错位的现象。

3. 在盛有适量水的橡皮碗中缓慢加入石膏,用调拌刀搅拌均匀,振动数次,排出气泡。然后,将放置好离体牙或树脂牙的阴模放在振荡器上,右手用调拌刀取少量调拌好的石膏置于印模的腭顶或舌侧较高部位,使石膏从一端流入印模的牙冠部位,并逐渐灌满整个阴模,同时使气泡逸出。不断添加石膏,直至完全充满阴模。

4. 灌注石膏模型,注意避免使用头部尖锐器械,以免损伤阴模。待石膏模型固化完全后,用气枪轻吹阴模四周边缘,便于脱出石膏模型。

石膏模型(图 1-2)脱出以后,阴模应洗涤干净,继而灌注口朝下放置,避免灰尘进入。待阴模干燥完全后,在避光干燥处保存。

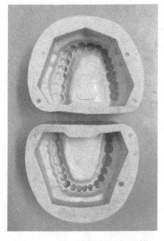

图 1-1 全口牙列橡胶阴模

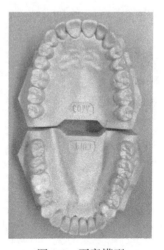

图 1-2 石膏模型

【思考题】
在灌注仿头模用石膏模型的时候，注意事项有哪些?

【评分表】

评分项目	内容	分数	得分
操作前准备	阴模的准备	10	
操作过程	离体牙放置	10	
	石膏调拌	20	
	灌注模型	20	
	分离阴模	10	
	模型	20	
评价	操作规范	5	
	操作效果	5	
总分		100	

（李　娜）

实验二 龋病损害及洞形结构的认识

【实验内容】
1. 在标本牙上观察龋病色、形、质的特征，龋病好发部位，不同类型龋的表现。
2. 观察各类石膏牙标准洞形，讲解窝洞的分类、结构及部分的名称。

【目的和要求】
1. 掌握龋病临床分类方法，认识牙齿上各种龋病损害的特征。
2. 掌握龋病的好发部位、临床特征，不同部位龋损的特点。
3. 掌握窝洞的分类、结构和名称。
4. 了解窝洞各部位命名的英文表述。

【实验用品】
龋病标本，各类石膏牙标准洞形。

【实验步骤和方法】
1. 学习窝洞定义、结构、各部名称、代表符号及牙位表示法。
  （1）窝洞定义：牙齿龋洞去净龋坏组织，经手术制备的具有特定形状的洞。要求填入充填材料后，充填材料及牙齿均能承担正常咀嚼压力，不折断、不脱落。
  （2）窝洞结构：窝洞由洞壁、洞角及洞缘角构成。
  1）洞壁：组成窝洞的内面统称为壁。按其所在牙面部位命名如近中壁、远中壁、颊壁、舌壁、龈壁、髓壁、轴壁等。
  2）洞角：两个洞壁相交构成的角称为线角（line angles），三个洞壁相交形成的角称为点角（point angles）。线角及点角的命名均以构成他们各洞壁的名称而联合命名，如颊轴线角、轴髓线角、颊龈轴点角、舌龈轴点角等。
  3）洞缘角（cavosurface margin）：洞侧壁与牙齿表面的相交线称为洞缘角，也称为洞面角。
  （3）窝洞的名称及符号。
  1）窝洞的名称：可根据窝洞所在的牙面命名，如𬌗面洞、近中洞等；也可以窝洞所包括牙面数命名，如单面洞、复面洞等。
  2）窝洞的符号：以所在牙面英文名称的第一个字母或前两个字母作为符号，具体如下：

切端为 I（incisive S.），颊侧为 B（buccal S.）；
舌侧为 L（lingual S.），𬌗面为 O（occlusal S.）；
唇侧为 La（labial S.），近中面为 M（medial S.），远中面为 D（distal S.）等。

符号应按习惯排列顺序书写，如近中咬合面写为 MO，不写为 OM，其他如 DO、BO、MOD、BOD 等均为习惯写法。符号记在牙位的右上方，如右上第一磨牙近中𬌗洞记为 6MO。

附：常用牙位记录法

部位记录： 恒牙 8~1 | 1~8   乳牙 V~I | I~V
                  ―――――――   ―――――――
                  8~1 | 1~8   V~I | I~V

例如：⌊1 为左上中切牙，Ⅵ̄ 为右下第二乳磨牙等，依此类推。
国际牙科联合会系统（FDI）：
恒牙   18 17 16 15 14 13 12 11 | 21 22 23 24 25 26 27 28
          48 47 46 45 44 43 42 41 | 31 32 33 34 35 36 37 38
乳牙
                55 54 53 52 51 | 61 62 63 64 65
                85 84 83 82 81 | 71 72 73 74 75

例如：46 为右下第一磨牙，21 为左上中切牙等，依此类推。

2. C.V.Black 窝洞分类法。

第Ⅰ类洞：任何牙面上的窝沟、点隙处制备的窝洞。

第Ⅱ类洞：后牙邻面制备的窝洞。

第Ⅲ类洞：前牙邻面缺损未破坏切角时所制备的窝洞。

第Ⅳ类洞：前牙邻面缺损已累及切角时所制备的窝洞。

第Ⅴ类洞：所有牙齿的唇（颊）舌（腭）面龈 1/3 处制备的窝洞。

3. 讨论窝洞形成的一般原则和设计，并申述其理由。

4. 讨论各类洞制备的原则

Ⅰ类洞：轮廓外形的要求，理想的深度，怎样设计抗力形和固位形。

Ⅱ类洞：轮廓形的要求，理想的深度，轴髓壁和龈髓壁的关系，龈壁的深度，邻接面颊壁和舌壁的关系，怎样设计抗力和固位形，鸠尾的设计要求。

Ⅲ类洞：轮廓外形、抗力形、固位形的要求，对保存游离牙釉质的看法。

Ⅳ类洞：轮廓外形、抗力形、固位形的要求，洞底和四壁的关系怎样？

Ⅴ类洞：轮廓外形、固位形的要求与特点。

5. 在龋病牙标本上识清龋损害的特征，结合以上讨论做出洞形设计。

【思考题】

1. 请叙述 G.V.Black 窝洞分类法的临床意义。

2. 简述制备洞型的基本要求。

【评分表】

评分项目		内容	分数	得分
评定对窝洞的类别、结构和各部名称的掌握	Ⅰ类洞	任何牙面上点隙、沟、裂龋损所制备的洞形	10	
	Ⅱ类洞	后牙邻面龋损所制备的洞形	10	
	Ⅲ类洞	前牙邻面龋损未破坏切角所制备的洞形	10	
	Ⅳ类洞	前牙邻面龋损已累及切角所制备的洞形	10	
	Ⅴ类洞	所有牙的唇颊舌腭面龈 1/3 处的龋损所制备的洞形	10	

续表

评分项目		内容	分数	得分
评定龋病的特征（色、形、质）	浅龋	仅限于牙釉质和牙骨质 初期表现为白垩色斑块 浅龋无明显龋洞 仅探诊时有粗糙感 无自觉症状	10	
	中龋	龋坏已达到牙本质浅层 有明显龋洞 中龋可有探痛 对外界刺激可出现反应性疼痛 无自发痛	20	
	深龋	龋坏已达到牙本质深层 接近髓腔 深龋有大而深的龋洞，温度、食物、化学刺激均引起疼痛 无自发痛	20	
总分			100	

（韩　冰）

实验三　仿头模Ⅰ类洞制备

【实验内容】

1. 教师讲解口腔综合实习台的使用及保养。
2. 教师讲解和示教口腔科医师工作的术式。
3. 练习医师的体位及术式、手机和口镜的握持及支点的应用。
4. 学习Ⅰ类洞的基本概念。
5. 学习Ⅰ类洞预备的方法和步骤。
6. 仿头模树脂牙制备Ⅰ类洞。

【目的和要求】

1. 掌握口腔科医师工作的正确术式。
2. 初步掌握口腔综合实习台的使用。
3. 初步掌握手机和口镜的握法及支点的应用。
4. 初步掌握用钻针切割硬物的方法。
5. 掌握后牙Ⅰ类洞的设计、制备原则和方法。
6. 掌握后牙Ⅰ类洞的各部位名称和结构特点。

【实验用品】

仿头模、装有右下颌第一磨牙树脂牙的石膏模型（可选用带髓腔恒牙）或者标准牙列模型、手机、球钻、裂钻、倒锥钻、一次性检查盘。

【实验步骤和方法】

1. 学习口腔综合实习台各部位名称及功能。

（1）介绍仿头模的使用方法。

（2）复习涡轮手机和电动手机的正常使用程序，日常维护及保养方法。

2. 练习口腔科医师的体位调节及术式

（1）医师体位：原则上取坐位时，人体的各个部位均保持在肌肉的张力较小，能持续进行口腔治疗工作而不感觉疲劳，自觉最舒服的体位。医师坐在医师椅位上，两脚底平放地面，两腿平行分开，大腿下缘和双肩与地面平行，头、颈、胸、背、腰部呈自然直立位，前臂弯曲，双肘关节贴近腰部，其高度应与仿头模（患者）口腔高度在同一水平面上。术者的视线与患者的口腔应保持适当的距离，一般为 20～30cm。医师活动的范围为自患者头顶后方到右前方约 60°。

（2）患者体位：取半卧位或平卧位。调节合适的头托位置，使头部自然放在头托上，与术者的肘部在同一水平，头沿矢状位可左右移动。治疗上颌牙时，使上颌平面与地面成90°角；治疗下颌牙时，使下颌平面与地面尽可能平行。

3. **练习手机和口镜的握法与支点的应用**　手机的握持方法同手持器械。牙体牙髓科及儿科治疗时用握笔法，修复科和正畸科用直机头及口外修整义齿的操作用掌拇指法。上述两种握持法在进行工作时，都必须有支持点，即支点。一般用无名指做支点，但在某一狭小部位进行一些精确而用力的工作时，如使用挖匙刮除腐质时，常用握住工具的中指做支点；有时为了支点更稳固，用无名指和中指共同做支点。支点应放在邻近的硬组织上。支点对正确使用器械非常重要。由于支点支持和限制了器械的运动幅度，可以施用较大的力而不易滑脱损伤邻近组织；要求能用中指或（和）无名指作支点，有了支点，工作时手指才能感觉灵敏，动作才能精细准确。

左手用拇指、食指和中指握持口镜柄距柄端 1~2cm 处，中指在口镜柄的前方，用左手无名指或手掌尺侧轻支在患者的左面颊部作为支点。口镜可以在口腔内前后左右移动和转动。医师从口镜内可以看清楚上颌牙齿的各个部位而保持头颈部的基本直立体位。要求用口镜作以下练习：

（1）正确的握持和支点。

（2）用口镜的移动和转动，反射聚光看清仿头模口腔中上颌每一个牙齿的各面和上腭部，注意保持头颈部的基本直立姿势。

（3）用口镜牵拉颊部，保护舌部。

4. 教师示教

（1）准备：将石膏模型固定于仿头模上，安装手机，调整医师椅位，调整仿头模为下颌治疗位，医师位于仿头模右前方。

（2）示教并讲解Ⅰ类洞形设计要求。

裂钻、倒锥钻、球钻的使用方法：裂钻的工作头长 4~5mm，常用于开阔龋洞，形成和修整洞壁；倒锥钻工作头较短，为 0.5~1.5mm，用于扩展洞制备倒凹，修整洞底；球钻钻头呈球形，韧口相互平行但倾斜，有的韧口呈锯齿状，用于除去龋坏牙本质，开阔洞口，制作弧形倒凹。

Ⅰ类洞形设计要点：底平、壁直的盒状洞形，点线角清楚，牙尖下方做倒凹形固位。窝洞应包括咬合面上的全部窝沟、裂隙（预防性扩展的原则），避开牙尖和嵴。洞缘角为直角，外形线要圆缓。

示教并讲解Ⅰ类洞形设计要求：教师在装有树脂牙的石膏模型上示教Ⅰ类洞型制备的方法。

1）准备：右手握笔式持弯机，无名指作为支点支于下前牙，左手用口镜牵拉口角（仿头模颊部橡皮），根据龋坏情况设计洞形。

2）下钻：选用裂钻自下颌第一磨牙𬌗面中央窝处进入，垂直于𬌗面且穿过牙釉质到达牙本质内约 0.5mm，当钻针进入牙本质时，操作者手指可明显感到阻力减小，及时用气枪清理窝洞，保持视线清晰。在钻磨牙齿过程中应间断切割，上下提拉，不可以始终向下加压（临床上手机可喷水降温），以免刺激牙髓。

3）扩展洞形：按设计好的洞形选用裂钻扩展，钻针方向垂直于表面，保持深度不变，深浅要均匀一致。车针沿沟裂扩展，尽量避让牙尖和边缘嵴，形成外形圆缓、底平、壁直的箱装洞型。无悬空釉柱和无基釉，特别是舌侧壁，否则容易折裂。

如果是换龋离体牙，应尽量保留健康牙体组织，选用合适的球钻彻底去除龋坏组织，湿性软龋用挖匙，最好不用高速钻，避免破坏健康的牙体组织甚至穿透髓腔。

4）制备抗力型和固位型：利用裂钻修至洞壁，选用倒锥钻平整洞底，并做倒凹。洞底应平整无台阶，洞壁直，点线角清晰，洞缘光滑。

5. 学生操作 在教师指导下，学生在仿头模上进行Ⅰ类洞形制备的练习。

【注意事项】

1. 严格按操作规程使用仿头模。

2. 不论使用哪种手机，都要求在钻针停转时进出口腔，在钻针转动时出入牙齿。要求右手握持手机，左脚踩脚闸。

3. 用手机和钻针切割硬材料时，必须有支点。

【思考题】

1. Ⅰ类洞的外形特点、抗力形和固位形的要求是什么？

2. 上、下颌磨牙在制备Ⅰ类洞时，支点的位置有什么差别？

3. 下颌第一磨牙与第二磨𬌗面Ⅰ类洞外形有什么区别？

【评分表】

评分项目	内容	分数	得分
操作前准备	患者体位	5	
	医师体位	5	
操作过程	手机握持方法	5	
	支点位置	5	
	口镜的使用方法	5	
	钻磨方法	5	
	车针使用方法	5	
窝洞特点	洞口位置范围	10	
	窝洞的形状	10	
	底平壁直	10	
	点线角清晰	10	
	洞缘光滑流畅	10	
	无基釉	10	
	有无避让牙尖	5	
	抗力形	5	
	洞深 1.5~2mm	5	
总分		100	

（韩　冰）

实验四 仿头模Ⅱ类洞制备

【实验内容】
1. 学习Ⅱ类洞的基本概念。
2. 学习Ⅱ类洞预备的方法和步骤。
3. 仿头模树脂牙制备Ⅱ类洞。

【目的和要求】
1. 掌握后牙Ⅱ类洞的设计、制备原则和方法。
2. 掌握后牙Ⅱ类洞的各部位名称和结构特点。
3. 熟悉支点的应用。

【实验用品】
仿头模，装有左下颌第一磨牙树脂牙的石膏模型（可选用带髓腔恒牙）或标准牙列模型、手机、球钻、裂钻、倒锥钻、一次性检查盘。

【实验步骤和方法】
1. 教师示教
（1）准备：将石膏模型固定于仿头模上，安装手机，调整医师椅位，调整仿头模为下颌治疗位，医师位于仿头模右后方。
（2）示教并讲解Ⅱ类洞形设计要求。

Ⅱ类洞形设计要求：邻面洞形为𬌗向略小于龈向的梯形。龈壁位于颈缘线上，与髓壁平行；颊舌侧壁洞缘位于自洁区，洞缘角接近直角。颊、舌轴壁略向中线聚合，轴壁与牙长轴平行。

咬合面洞形为鸠尾形。邻面洞向咬合面扩展，包括窝沟在内形成鸠尾洞形的膨大部。在颊舌尖之间缩窄，形成鸠尾峡部，峡部宽度为颊舌牙尖间距的 1/3～1/2。鸠尾峡部与轴髓线角不能重叠，轴髓线角应圆钝。邻面洞与咬合面洞内各点线角要求清楚。

洞底应达釉牙本质界下 0.5mm，洞深：𬌗面前磨牙深 1.5～2.0mm，磨牙深为 2.0～2.5mm；龈阶宽：前磨牙 0.8～1.0mm，磨牙为 1.0～1.5mm。

1）准备：右手握笔式持弯机，无名指作为支点支于下前磨牙，左手用口镜牵拉口角（仿头模颊部橡皮）。根据洞形设计要求（近中邻𬌗），在塑料牙上设计窝洞外形，并用铅笔画出窝洞的外形线。

2）制备邻面洞：选用裂钻自下颌第一磨牙近中边缘嵴进入，钻针进入的深度以去净龋坏组织为准，并向颊舌两侧扩展，使颊、舌侧壁稍向外敞并与釉柱方向一致。龈壁宽度不小于1mm，且保持平直。邻面洞形为𬌗向略小于龈向的梯形。

3）制备鸠尾：选用小裂钻在邻面洞深约 1.5mm 处向𬌗面到中央窝处向颊舌面扩展形成𬌗面鸠尾，鸠尾部不超过𬌗面 1/2。鸠尾峡位于颊舌两尖之间，宽度是𬌗面宽度的 1/3，不宜过窄或过宽，过窄容易使充填体折断，过宽则牙体组织破坏多、充填体易于脱出。

4）检查并修整洞形：每完成一个洞形制备后，检查并修整窝洞使其达到以下要求：底平、壁直、点线角清楚。窝洞的外形线为圆缓曲线。窝洞在咬合面应包括所有的窝沟，在邻面应达到自洁区,同时尽量保留牙尖、边缘嵴及斜嵴。邻面洞的颊、舌侧洞缘角为直角,略向中线聚拢。鸠尾峡部的比例恰当,宽度为颊舌牙尖间距的 1/3~1/2。

2. 在教师指导下,学生在仿头模上进行Ⅱ类洞形制备的练习。

【注意事项】

1. 制备窝洞操作时,自始至终采用正确体位、术式和支点,用口镜反光和反射下颌牙齿的情况。

2. 用涡轮手机和钻针磨除洞形的釉质部分。窝洞的牙本质部分必须用慢速弯机头和钻针制备,以体会和掌握切割牙体硬组织时的支点放置、用力的大小和方向等关键技能。

3. 用慢速手机和钻针时,必须间断切割,避免持续钻磨产热过多而刺激牙髓组织。

4. 制备各类洞形时,尽量避免切割不必要磨除的健康牙体组织。

【思考题】

1. 简述Ⅱ类洞的外形及固位形、抗力形的特点。

2. Ⅱ类洞龈壁的作用是什么?

【评分表】

评分项目	内容	分数	得分
操作前准备	患者体位	5	
	医师体位	5	
操作过程	手机握持方法	5	
	支点位置	5	
	口镜的使用方法	5	
	钻磨方法	5	
	车针使用方法	5	
窝洞特点	底平壁直	10	
	点线角清晰	10	
	洞缘光滑流畅	5	
	邻面形状	10	
	邻面深度	5	
	邻面范围	5	
	鸠尾形状	10	
	鸠尾深度	5	
	鸠尾大小	5	
总分		100	

(韩 冰)

实验五 仿头模Ⅲ类洞制备

【实验内容】

1. 学习Ⅲ类洞的基本概念。

2. 学习Ⅲ类洞预备的方法和步骤。

3. 仿头模树脂牙制备Ⅲ类洞。

【目的和要求】

1. 掌握Ⅲ类洞的设计、制备原则和方法。

2. 掌握Ⅲ类洞的各部位名称和结构特点。

3. 熟悉上颌前牙治疗体位、支点的应用和镜像操作。

【实验用品】

仿头模，装有上颌中切牙树脂牙的石膏模型（可选用带髓腔恒牙）或标准牙列模型，手机、球钻、裂钻、倒锥钻、一次性检查盘。

【实验步骤和方法】

1. 教师示教

（1）准备：将石膏模型固定于仿头模上，安装手机，调整医师椅位，调整仿头模为上颌治疗位，医师位于仿头模右后方。

（2）示教并讲解前牙Ⅲ类洞形设计要求。

Ⅲ类洞形设计要点：根据病变部位、范围和邻牙情况可预备成单面洞或邻舌洞。单面洞咎力负荷不大，主要预备固位形。一般多备成与前牙邻面相似的底向根方的三角形盒状洞。唇、龈、舌三侧壁与相应的牙面平行，龈壁的釉质壁敞开，洞底与邻面弧度一致，洞深 1～1.5mm，在 3 个点脚做倒凹或在龈轴线角做固位沟可获得更好的固位。

邻舌洞在邻面龋损范围大，舌侧壁较薄者，一般应备成邻舌洞，一般先预备邻面洞形，从舌面边缘嵴处开扩洞形，进入邻面龋损。邻面洞外形呈唇方大于舌方的梯形，龈壁和切壁略向舌方聚合，在边缘嵴处与舌面相连，龈壁长于切壁，唇壁与唇面平行。洞深 1～1.5mm。在舌面预备鸠尾，以防止充填体向邻方移位。鸠尾位于舌隆突切方，一般不超过中线，尖牙的鸠尾尽量不累及舌轴嵴。切牙唇舌径小，特别是牙冠的切 1/3 部位，故应避开切 1/3 区。鸠尾峡宽度为邻面洞舌方宽度的 1/3～1/2。必要时，可在尾部的龈方和切方做倒凹以增强固位。

1）准备：右手握笔式持弯机，无名指作为支点支于上颌前牙的前端，左手持口镜，自口镜内观察上颌中切牙舌面。根据洞形设计要求，在树脂牙上设计窝洞外形，并用铅笔画出窝洞的外形线。

2）制备邻面洞：选用裂钻，从近中边缘嵴中份钻入，同时向切方与龈方扩展，尽可能使轴壁与邻面外形一致，唇侧壁与唇面弧度一致，龈壁、切壁向舌侧略靠拢，形成的邻面洞为唇向大于舌向的四边形盒状洞，洞深在 1～1.5mm。

3）制备鸠尾：用小倒锥钻，从邻面边缘嵴中间，使钻针与舌面保持垂直钻入，舌面洞深在 1～1.5mm，鸠尾头部向远中不越过中线，向上不超过切 1/3，向下不损伤舌隆突，鸠尾峡宽度约为邻面洞舌方切龈宽度的 1/2。需要注意的是，洞形不宜过大，可保留少量无基釉。

4）检查并修整洞形：用小倒锥钻修整洞形，使舌面髓壁与舌面弧度一致，侧壁与髓壁垂直，轴髓线角圆钝，用小球钻在邻面唇轴龈点角及唇轴切点角处做弧形倒凹，洞缘呈光滑曲线。

2. 在教师指导下，学生在仿头模上进行Ⅲ类洞形制备的练习。

【思考题】

1. 简述Ⅲ类洞的外形及固位形、抗力形的特点。

2. 比较Ⅱ类洞和Ⅲ类洞的区别点。

【评分表】

评分项目	内容	分数	得分
操作前准备	患者体位	5	
	医师体位	5	
操作过程	手机握持方法	5	
	支点位置	5	
	口镜的使用方法	5	
	钻磨方法	5	
	车针使用方法	5	
窝洞特点	底平壁直	10	
	点线角清晰	10	
	洞缘光滑流畅	5	
	邻面形状	10	
	邻面深度	5	
	邻面范围	5	
	舌面鸠尾形状	10	
	舌面鸠尾深度	5	
	舌面鸠尾大小	5	
总分		100	

（韩　冰）

实验六 仿头模Ⅳ类洞制备

【实验内容】

1. 学习Ⅳ类洞的基本概念。
2. 学习Ⅳ类洞预备的方法和步骤。
3. 仿头模树脂牙制备Ⅳ类洞。

【目的和要求】

1. 掌握Ⅳ类洞的设计、制备原则和方法。
2. 掌握Ⅳ类洞的各部位名称和结构特点。

【实验用品】

仿头模、装有上颌中切牙树脂牙的石膏模型（可选用带髓腔恒牙）或者标准牙列模型、手机、球钻、裂钻、倒锥钻、一次性检查盘。

【实验步骤和方法】

教师示教

（1）准备：将石膏模型固定于仿头模上，安装手机，调整医师椅位，调整仿头模为上颌治疗位，医师位于仿头模右前方。

（2）示教并讲解前牙Ⅳ类洞形设计要求。

Ⅳ类洞形设计要点：小到中等大的缺损，备洞时应尽可能少地去除牙体组织，不必做固位沟及舌侧鸠尾固位形，常规于洞缘釉质壁做斜面即可。大的缺损，近远中径超过切缘宽度的1/2或龈缘伸展至根面者，需常规预备洞形。龈轴线角做固位沟，切方一般不做倒凹，因此部位较薄，且有较多的釉质存在。洞缘釉质壁做斜面，根据缺损的范围可适当增加唇缘斜面的宽度，以增加酸蚀面积。必要时，舌侧做鸠尾固位形。有时，也可用固位钉增加固位。

1）准备：右手握笔式持弯机，无名指作为支点支于邻牙切端，左手持口镜，自口镜内观察上颌中切牙舌面。根据洞形设计要求，在树脂牙上设计窝洞外形，并用铅笔画出窝洞的外形线。

2）制备舌侧鸠尾：用裂钻修整缺损边缘，形成一个弧形。用小倒锥钻，自缺损边缘中份的舌侧钻入，钻针与舌面相垂直，并保持约1.5mm深度，向近中、龈方制备鸠尾。鸠尾头部向远中不越过中线，向上不超过切1/3，向下不损伤舌隆突，鸠尾峡位于缺损缘内侧轴壁上方。髓壁与舌面外形弧度一致，髓壁与侧壁垂直，鸠尾尽可能做小，尽量保留健康的牙体组织。然后用小球钻修整，在鸠尾头部的线角处做弧形倒凹。

3）修整洞形：沿唇、舌面洞缘修整呈45°的洞斜面，适当保留无基釉，洞斜面尽量制备在牙釉质上。

4）制备钉道（图1-3）：原则上用尽可能少的固位钉获得最佳固位。前牙切角缺损用"L"形或者"I"形固位钉，切嵴缺损

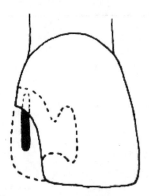

图1-3 前牙钉道

用"U"形固位钉。选用钉径约 0.1mm 的麻花钻，采用低速手机，沿牙表面平行方向、在釉牙本质界内的牙本质中钻入 2mm 的深度，距离釉牙本质界至少 0.5~1mm，一次完成，退出麻花钻。

（3）示教并讲解前牙Ⅳ类洞形设计要求。

【思考题】

1. 简述Ⅳ类洞设计原则是什么？

2. 简述Ⅳ类洞固位形和抗力形的要求。

【评分表】

评分项目	内容	分数	得分
操作前准备	患者体位	5	
	医师体位	5	
操作过程	手机握持方法	5	
	支点位置	5	
	口镜的使用方法	5	
	钻磨方法	5	
	车针使用方法	5	
窝洞特点	底平壁直	5	
	点线角清晰	5	
	洞缘光滑流畅	5	
	洞缘短斜面	5	
	邻面形状	5	
	邻面深度	5	
	邻面范围	5	
	舌面鸠尾形状	5	
	舌面鸠尾深度	5	
	舌面鸠尾大小	5	
	针道位置	5	
	针道深度	5	
总分		100	

（韩　冰）

实验七　仿头模 V 类洞制备

【实验内容】
1. 学习 V 类洞的基本概念。
2. 学习 V 类洞预备的方法和步骤。
3. 仿头模树脂牙制备 V 类洞。

【目的和要求】
1. 掌握 V 类洞的设计、制备原则和方法。
2. 掌握 V 类洞的各部位名称和结构特点。

【实验用品】
仿头模、装有右上颌第一双尖牙树脂牙的石膏模型（可选用带髓腔恒牙）或标准牙列模型、手机、球钻、裂钻、倒锥钻、一次性检查盘。

【实验步骤和方法】
1. 教师示教

（1）准备：将石膏模型固定于仿头模上，安装手机，调整医师椅位，调整仿头模为上颌治疗位，医师位于仿头模右后方。

（2）示教并讲解前牙 V 类洞形设计要求。

V 类洞形设计要点：不直接承受咬合力，一般为单面洞，备洞时以固位形和外形为重点。洞形为肾形，位于牙齿颊面或舌面的龈 1/3 处，切壁止于牙面颈 1/3 与中 1/3 交界处，龈壁近龈缘，近远中壁止于轴面角处。洞壁与洞底垂直，线角清楚。洞底（髓壁）为一弧形平面，其弧度与牙齿唇（颊）或舌面弧度一致，特别是前磨牙的突度较大，为使洞深一致，又不损伤牙髓，洞底应呈与牙面弧度一致的弧面，否则容易将洞底磨平，造成意外穿髓，同时使近、远中壁很浅，难以形成盒状洞形，不利于固位。V 类洞虽不直接承受咀嚼压力，但咬合运动中，侧向殆运动使牙受到颊、舌方向的力，在此力的反复作用下，牙产生以牙颈为中心的往返弯曲，使 V 类洞充填物出现与洞壁分离的趋势，可在 4 个点角处做倒凹，以增加固位。洞底应达釉牙本质界下 0.5mm，洞深约 1.5mm。

1）准备：右手握笔式持弯机，无名指作为支点支于上颌前牙的切端，左手用口镜牵拉口角（仿头模颊部橡皮）。根据洞形设计要求，在树脂牙上设计窝洞外形，并用铅笔在颊（唇）面颈 1/3 部位画出肾形的 V 类洞形。

2）制备洞形：选用合适的裂钻，在设计好的外形线内进钻至釉牙本质界下 0.5mm 左右，先形成近远中洞壁。再用平头裂钻或倒锥钻分别自近远中沿外形线向中间扩展，洞深始终保持在釉牙本质界下 0.5mm 左右。在钻针移动过程中要不断改变钻针方向，使钻针与所在部位的釉柱方向一致，与洞底保持垂直。

3）修整洞形：用倒锥钻修整洞底，使洞底成一弧形面，与所在牙面的弧度一致。洞壁与洞底垂直。

2. 在教师指导下，学生在仿头模上进行 V 类洞形制备的练习。

【注意事项】

1. 制备窝洞操作时，自始至终采用正确体位、术式和支点，用口镜反光和反射上颌牙齿的情况。

2. 用涡轮手机和钻针磨除洞形的釉质部分。窝洞的牙本质部分必须用慢速弯机头和钻针制备，以体会和掌握切割牙体硬组织时的支点放置、用力的大小和方向等关键技能。

3. 用慢速手机和钻针时，必须间断切割，避免持续钻磨产热过多而刺激牙髓组织。

4. 制备各类洞形时，尽量避免切割不必要磨除的健康牙体组织。

【思考题】

1. 简述 V 类窝洞洞形设计要点。

2. 制备 V 类洞的操作要点是什么？

【评分表】

评分项目	内容	分数	得分
操作前准备	患者体位	5	
	医师体位	5	
操作过程	手机握持方法	5	
	支点位置	5	
	口镜的使用方法	5	
	钻磨方法	5	
	车针使用方法	5	
窝洞特点	窝洞形状	10	
	洞底形状是否与牙面一致	10	
	窝洞侧壁是否垂直底部	10	
	窝洞范围	5	
	点线角清晰	10	
	洞缘光滑流畅	10	
	窝洞深度	5	
	抗力形	5	
总分		100	

（韩　冰）

实验八　橡皮障隔离术

【实验内容】
教师示教橡皮障隔离术原理。

【目的和要求】
1. 了解橡皮障的优点。
2. 熟悉橡皮障的使用方法。

【实验用品】
全口牙列模型、橡皮障器械套装、仿头模。

【实验步骤和方法】

（一）橡皮障隔离术的原理

1. 分离操作区域，保持干燥和清洁。
2. 改善入路和可视性。
3. 维持一个没有污染的环境。
4. 提高操作效率。
5. 提高齿科材料的性能（如：粘接强度）。
6. 提高工作效率，减少椅旁时间。
7. 保护患者（呼吸道阻塞）和 牙医师（血源性病原物）。

（二）橡皮障套装的组成

1. 橡皮障布（图1-4）

（1）种类

按厚度分：薄、中等厚度、厚、超厚、特厚；

按颜色分：浅色、深色、绿色、蓝色；

按材质分：乳胶、非乳胶；

按尺寸分：5*5（乳牙颌及恒前牙）、6*6（恒牙）。

（2）应当在低于26℃的温度条件下保存橡皮障布。可冷藏保存，延长使用寿命。在同样的室温条件下保存时，非乳胶橡皮障具有更长的保质期。

2. 橡皮障支架（图1-5）

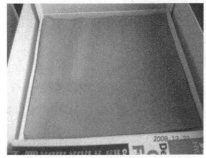

图1-4　橡皮障布

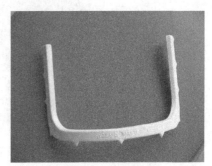

图1-5　橡皮障支架

3. 橡皮障打孔器（图 1-6）

橡皮障打孔器一般有 5 个孔径，由小到大依次对应下颌前牙、上颌前牙、尖牙及前磨牙、体型较大的牙齿。

4. 橡皮障夹钳（图 1-7）

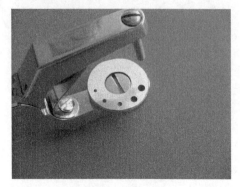
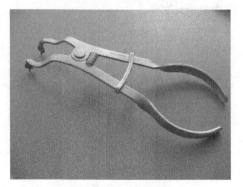

图 1-6　橡皮障打孔器　　　　　　　　图 1-7　橡皮障夹钳

5. 橡皮障固定楔线（图 1-8）

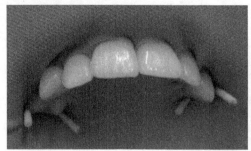
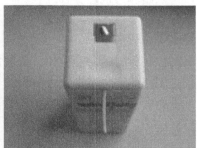

图 1-8　橡皮障固定楔线

6. 橡皮障定位打孔模板（图 1-9）

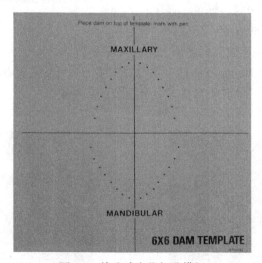

图 1-9　橡皮障定位打孔模板

7. 橡皮障夹（图 1-10）

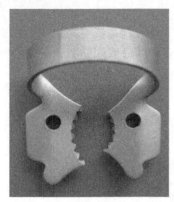
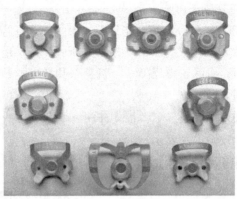

图 1-10 橡皮障夹

（三）示教橡皮障隔离术

1. 将全口牙列模型（图 1-11）安装于仿头模，并调整好医师和仿头模体位。

2. 确定操作区域

（1）多个后牙隔离：由治疗牙远中的一颗牙齿延伸至中线。

（2）单一牙齿的隔离（根管治疗/封闭）：仅包括治疗牙；有时包含远中牙。

（3）前牙隔离：包括一侧前磨牙至对侧前磨牙。

（4）儿童牙科治疗隔离：隔离治疗牙近中和远中的一颗牙齿。

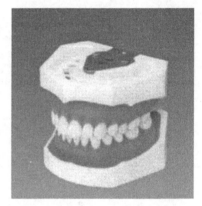

图 1-11 全口牙列模型

3. 确定打孔位置 通过模板，可以很方便地确定打孔位置。将橡皮障放在模板上，使用记号笔标记打孔位置。

4. 打孔 用橡皮障打孔器在橡皮障上开孔按照隔离区域内所包含的牙齿大小，在橡皮障上打出合适直径的孔洞。

如采用高弹性非乳胶橡皮障，打孔直径应比常规小 1~2 号。

5. 涂抹润滑剂 在橡皮障组织面（无粉末）涂抹水溶性润滑剂（如 KY Jelly），这种润滑剂可帮助橡皮障通过邻间隙。不推荐使用石油基润滑剂（如 Vaseline），因为它不容易从牙齿表面冲洗干净。

6. 在支架上蒙橡皮布。

7. 安置橡皮障 在牙齿模型上试戴橡皮障夹。下述方法选用一种即可。

（1）双手撑开橡皮布，按打孔部位套入牙齿并推向牙颈部，邻面不易滑入时，可用牙线帮助橡皮布通过接触点；若有两个以上的牙和孔，应从远中向近中一一套入，然后选择合适的橡皮障夹，并用橡皮障夹钳将橡皮障夹固定到牙颈部。注意不要伤及牙龈，应将夹的体部远离术区。最后用橡皮障支架将橡皮布游离部分在口外撑开即可。

（2）将已打好孔的橡皮障布，先将孔撑开套在合适的橡皮障夹上，露出橡皮障夹体部；然后用橡皮障夹钳撑开橡皮障夹，连同橡皮障布一起固定在牙颈部上，再将孔周的橡皮障布从橡皮障夹上拉下套入牙颈部；最后用橡皮障支架将橡皮布游离部分在口外撑开即可。

8. 吸唾管放入口腔。

9. 拆卸橡皮障 治疗完毕后，如果是单个牙齿，则先用橡皮障夹钳取下橡皮障夹，然后将橡皮障支架和橡皮障布一并取出即可。如果是多个牙齿或邻面洞，则需用剪刀剪除牙间的橡皮布，再除去橡皮障夹，将支架和橡皮障布一并取出。

【注意事项】

放置橡皮障夹时，不得损伤牙龈。实习结束时，需先打开橡皮障夹的翼端，再从橡皮障上摘下橡皮障夹，勿忘。

【操作简明流程】

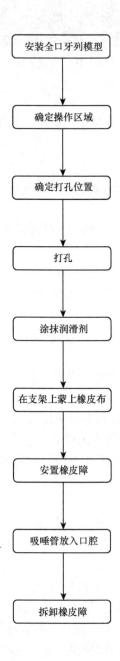

【思考题】
1. 简述橡皮障隔离术的优点。
2. 简述橡皮障隔离术的操作步骤和方法。

【评分表】

评分项目	内容	分数	得分
操作前准备	患者体位	5	
	医师体位	5	
操作过程	确定操作区域	10	
	确定打孔位置	10	
	打孔	10	
	涂抹润滑剂	10	
	在支架上蒙上橡皮障布	10	
	吸唾管放入口腔	10	
	拆卸橡皮障	10	
评价	操作规范	10	
	操作效果	10	
总分		100	

（李　娜）

实验九　常用材料窝洞垫底、充填术（一）氧化锌丁香油

【实验内容】

氧化锌丁香油糊剂的调制与应用。

【目的和要求】

1. 掌握氧化锌丁香油的调制及充填方法。
2. 熟悉氧化锌丁香油的性能。
3. 初步掌握氧化锌丁香油的应用范围。

【实验用品】

仿头模，已备好洞形的树脂牙或离体牙石膏模型，检查器、成形片、成形片夹、楔子、玻璃板、金属调拌刀、水门汀充填器，氧化锌丁香油粉、液、75%乙醇、生理盐水、5ml注射器。

【实验步骤和方法】

（一）氧化锌丁香油糊剂（ZOE）

1. 复习氧化锌丁香油酚的组成、理化性能及其影响因素。

（1）组成

液体：丁香油　　　　　　37.5%
　　　乙氧苯甲酸　　　　62.5%
粉剂：氧化锌　　　　　　80%
　　　聚甲基丙烯酸甲酯　20%

（2）药理作用：氧化锌丁香油糊剂又称氧化锌丁香油黏固剂，由氧化锌粉末和丁香油溶液调拌而成。①氧化锌为白色粉末，无味，无臭，具有弱防腐作用与缓和的收敛作用，能保护创面。②丁香油的主要成分为丁香油酚，味芳香，有刺激性，为无色或微黄的液体，接触空气后，颜色变深，有防腐和镇痛作用。

2. 复习氧化锌丁香油的应用。

（1）用于间接盖髓。

（2）可作为牙髓病治疗过程中窝洞的暂时封药，或作为根管充填糊剂。

（3）氧化锌丁香油糊剂不能用于直接盖髓术。有研究表明，氧化锌丁香油糊剂与牙髓直接接触，可能引起牙髓慢性炎症，最终导致牙髓坏死。

（二）氧化锌丁香油糊剂调制

将适量的粉和液分别置于干净和干燥玻璃板的两端，将粉分为若干份，逐份加入液体调拌。调拌时，用调刀将粉液旋转推开进行调拌，调均匀后再加入一份粉，直至成形，此时可用于暂封、垫底。

（三）窝洞垫底

1. 准备　调整好仿头模和医师体位，调整光源。

2. 窝洞消毒　注射器抽取生理盐水，将制备好的窝洞冲洗干净，用气枪吹干。放置橡

皮障或者用棉卷分别放置于患牙的颊舌侧，用蘸有酒精的小棉球消毒窝洞，气枪吹干。

3. 调制氧化锌丁香油 暂封时用的糊剂较稀，垫底时用的糊剂较稠。

4. 垫底 用黏固粉充填器或探针，取适量调拌好的氧化锌丁香油糊剂，送入已消毒干燥好的窝洞，充填器的另一端沾少量氧化锌粉剂，轻压使粘固粉平铺于洞底，厚度不应超过 0.5mm，将残留在洞壁的黏固粉清理干净。

【思考题】

1. 简述氧化锌丁香油的应用。
2. 简述氧化锌丁香油糊剂调制。
3. 简述氧化锌丁香油糊剂窝洞垫底方法和步骤。

【评分表】

评分项目	内容	分数	得分
操作前准备	患者体位	5	
	医师体位	5	
操作过程	氧化锌丁香油糊剂的调制	20	
	冲洗窝洞	5	
	隔湿操作	10	
	消毒操作	10	
	垫底	20	
	无菌操作意识	5	
	氧化锌丁香油应用	10	
评价	操作规范	5	
	操作效果	5	
总分		100	

（李　娜）

实验十　常用材料窝洞垫底、充填术（二）磷酸锌水门汀

【实验内容】

磷酸锌水门汀的调制与应用。

【目的和要求】

1. 掌握磷酸锌水门汀的调制及充填方法。
2. 熟悉磷酸锌水门汀的性能。
3. 初步掌握磷酸锌水门汀的应用范围。

【实验用品】

仿头模，已备好洞形的树脂牙或离体牙石膏模型、检查器、成形片、成形片夹、楔子、玻璃板、金属调拌刀、水门汀充填器、磷酸锌水门汀粉、液、75%乙醇、生理盐水、5ml注射器。

【实验步骤和方法】

（一）磷酸锌水门汀（ZOP）

1. 复习磷酸锌水门汀的组成、理化性能及其影响因素。

（1）组成

粉剂：氧化锌		90%
氧化镁		8%
二氧化硅，三氧化二铋等		2%
液体：磷酸		38%
水		36%
铝、锌、磷酸化合物		26%

（2）药理作用：磷酸锌水门汀，由粉末和溶液调拌而成。粉液调和后2～6min凝固，有适当的强度，可承受一定的咀嚼压力；可隔绝冷热、电对牙髓的刺激；不溶于水，微溶于唾液，垫底时要求壁净，只能垫在髓壁和邻面洞的轴壁上，以防止继发龋；凝固时及凝固后释放游离酸，刺激牙髓，活髓牙深洞不能直接垫底。

2. 复习磷酸锌水门汀的应用。

（1）垫底：中等深度窝洞，无髓牙牙髓治疗后。

（2）暂时充填。

（3）粘接修复体。

（二）磷酸锌水门汀的调制

将适量的粉和液分别置于干净和干燥玻璃板的两端，将粉分为若干份，逐份加入液体调拌。调拌时，用调刀将粉液旋转推开进行调拌，调均匀后再加入一份粉，直至水门汀均匀呈拉丝状，此时可用于粘接、充填；继续逐份加入粉，调至面团状，可用于垫底。整个调制过程应在1.5min内完成。

（三）磷酸锌水门汀垫底技术

1. 隔湿 清洁并干燥已制备好的窝洞。

2. 垫底 用磷酸锌水门汀充填器取适量调好的磷酸锌水门汀放于窝洞中，用充填器的平头端将磷酸锌水门汀向洞底、洞壁紧贴。所用压力中等大小，一方面形成垫底层或台阶；另一方面使磷酸锌水门汀与洞壁密合。

3. 修整 垫好底后的窝洞应符合备洞原则，底平壁直、点线角清楚，洞底面位于釉牙本质界下 0.5mm。材料只能垫在髓壁、近髓轴壁及各洞壁的釉牙本质界下 0.5mm 以内，过多的磷酸锌水门汀应在未完全凝固时用挖匙去除或在凝固后用钻修整。

【注意事项】

1. 调制磷酸锌水门汀时，每次加入粉量不能过多，调制均匀后才可再加粉，否则调出的材料粗糙无黏性。调垫底用的磷酸锌水门汀必须新鲜调制，即刻使用而且不能调制过稀，否则粘器械、粘洞壁，无法按要求操作。

2. 磷酸锌水门汀垫底时，取材料要适量，以免修整费时过多。

3. 注意支点和口镜的应用。

【思考题】

1. 简述磷酸锌水门汀的应用。
2. 简述磷酸锌水门汀剂调制。
3. 简述磷酸锌水门汀窝洞垫底方法和步骤。

【评分表】

评分项目	内容	分数	得分
操作前准备	患者体位	5	
	医师体位	5	
操作过程	磷酸锌水门汀的调制	20	
	冲洗窝洞	5	
	隔湿操作	10	
	消毒操作	10	
	垫底	20	
	无菌操作意识	5	
	磷酸锌水门汀应用	10	
评价	操作规范	5	
	操作效果	5	
总分		100	

（李　娜）

实验十一　常用材料窝洞垫底、充填术（三）玻璃离子水门汀

【实验内容】

玻璃离子水门汀的调制与应用。

【目的和要求】

1. 掌握玻璃离子水门汀的调制及充填方法。
2. 熟悉玻璃离子水门汀的性能。
3. 初步掌握玻璃离子水门汀的应用范围。

【实验用品】

仿头模，已备好洞形的树脂牙或离体牙石膏模型、检查器、成形片、成形片夹、楔子、纸板、塑料调拌刀、水门汀充填器、玻璃离子水门汀粉、液，75%乙醇、生理盐水、5ml注射器。

【实验步骤和方法】

（一）玻璃离子水门汀

1. 复习玻璃离子水门汀的组成、理化性能及其影响因素。

（1）组成

液剂：主要成分为聚丙烯酸水溶液或聚丁二烯酸水溶液。

粉剂：二氧化硅，氧化铝和氟化钙　　　　80%
　　　氟化铝和磷酸铝　　　　　　　　　20%

（2）药理作用：玻璃离子水门汀，由粉末和溶液调拌而成。粉液调和后，光固化型光照随机凝固。普通型一般调和后 5min 开始凝固，凝固早期生成聚羧酸钙凝胶，此时材料极易吸收水分，被浸蚀溶解，进一步反应生成聚羧酸铝后才能坚硬而不易溶解，这一过程至少需要 30min。因此充填治疗后，表面应涂凡士林、清漆或光固化树脂粘接剂以防止气水的浸蚀。

玻璃离子水门汀与牙体之间的粘接，除机械嵌合之外，还具有较强的化学粘接。其粘接边缘封闭性优于其他水门汀，但不如银汞合金。粘接作用受水的影响较大，浸水时间越长，粘接作用越差。

玻璃离子水门汀具有较好的机械强度，其机械强度优于其他水门汀，但不如复合树脂和银汞合金。玻璃离子水门汀呈半透明状，与天然牙色接近，且体积稳定，热膨胀率与牙组织相似、不导电、热传导低。

玻璃离子水门汀中的氟离子，能取代牙组织羟磷灰石中的羟基，生成难溶于酸的氟磷灰石，从而发挥其防龋作用。牙组织与黏固剂接触时间越长，牙齿的耐酸性越高，但随着时间延长，其释放氟的能力逐渐下降；另外，它具有良好的封闭作用，能减少充填后的微渗漏，防止继发龋的形成。

2. 复习玻璃离子水门汀的应用。

（1）充填：前牙和牙颈部缺损。
（2）垫底：复合树脂材料中等深度窝洞充填前。
（3）暂时充填。
（4）粘接修复体。

（二）玻璃离子水门汀的调制

按材料说明书的粉与液比例用塑料调刀进行调制，方法与调制磷酸锌水门汀相似，必须分次加粉。用于粘接的材料调成拉丝状糊剂；用于充填，调制合格的玻璃离子水门汀呈软面团状，表面有光泽。整个调制过程应在30s内完成。

（三）玻璃离子水门汀垫底技术

1. 清洁和干燥窝洞（临床实际不必备洞，仅需去净腐质或用球钻去除楔状缺损表面的唾液蛋白膜）。

2. 用水门汀充填器将调好的玻璃离子水门汀置入窝洞并向洞底轻压，使之与洞底和洞壁贴紧。在充填物有流动性时完成外形的初步修整，涂以釉质粘合剂，再在其上进一步修整后光固化20s。这段工作时间大约为3~5min。

3. 如充填当时未完成修整，可在充填24h后再修整磨光。

【注意事项】

1. 玻璃离子水门汀材料发展快，许多改型产品不断上市，如光固化玻璃离子水门汀、树脂改性玻璃离子水门汀（复合体）等。调制与临床应用均需严格按厂家说明书进行。

2. 玻璃离子水门汀凝固前涂敷釉质粘合剂并行光固化这一步骤很必要。因为玻璃离子水门汀凝固即刻和凝固后6h内隔水与不脱水状况，是保持玻璃离子水门汀物理性能优良的重要条件。

3. 玻璃离子水门汀材料的调制须用塑料调刀，以免材料变色。

4. 充填用玻璃离子水门汀不能呈稀糊状，否则硬固后材料的强度降低，且溶解度增大。

【思考题】

1. 简述玻璃离子水门汀的应用。
2. 简述玻璃离子水门汀的调制。
3. 简述玻璃离子水门汀窝洞垫底方法和步骤。

【评分表】

评分项目	内容	分数	得分
操作前准备	患者体位	5	
	医师体位	5	
操作过程	玻璃离子水门汀的调制	20	
	冲洗窝洞	5	
	隔湿操作	10	
	消毒操作	10	
	垫底	20	
	无菌操作意识	5	
	玻璃离子水门汀应用	10	
评价	操作规范	5	
	操作效果	5	
总分		100	

（李　娜）

实验十二　光固化复合树脂粘接修复术

【实验内容】
1. 复习光固化复合树脂的性能、粘接修复的原理和使用范围。
2. 光固化复合树脂充填 V 类洞。

【目的和要求】
1. 掌握光固化复合树脂粘接修复牙体缺损的基本方法（酸蚀法）。
2. 熟悉光固化复合树脂材料的性能。
3. 初步掌握光固化复合树脂材料的应用范围。

【实验用品】
仿头模，已制备好 V 类洞的树脂牙或离体牙石膏模型，器械盘，光固化复合树脂及其配套材料（光固化复合树脂材料、酸蚀剂、粘接剂等），光固化灯。

【实验步骤和方法】
（一）复合树脂

1. 组成

（1）树脂基质：树脂基质常用的是双酚 A 双甲基丙烯酸缩水甘油（BIS-GMA）酯、氨基甲酸酯、双甲基丙烯酸酯（UDMA）等单体。

（2）无机填料：最常用的无机填料有石英、气相二氧化硅及含有钡、锶、锆的玻璃粉和陶瓷粉，此外还有氮化硅、羟基磷灰石等，为使复合树脂具有天然牙的半透明性，填料与树脂基质的折射率应相互匹配。

（3）引发体系：有化学固化引发体系、可见光固化引发体系、光化学固化引发体系。

（4）阻聚剂：常用阻聚剂有对羟基苯甲醚和 2,6-二叔丁基对甲苯酚等，阻止单体聚合而获得足够的有效贮存期。

（5）调色剂：复合树脂中加入调色剂使之与牙齿颜色相称，如钛白、氧化铝、铬黄等。

（6）紫外线吸收剂：为防止复合树脂的光老化，需加入 UV-327 等紫外线吸收剂。

2. 种类　按固化方式分类分为化学固化型复合树脂、光固化型复合树脂、光-化学固化型复合树脂；按应用部位亦可分为前牙复合树脂和后牙复合树脂；按剂型可分为单糊型复合树脂、双糊型复合树脂和粉液型复合树脂；按应用方式分为直接充填复合树脂、间接充填复合树脂及通用型复合树脂。

3. 性能　树脂材料的性能包括物理性能、化学性能、机械性能以及操作性能。

（1）物理性能

1）体积收缩：复合树脂固化后体积均有收缩，收缩率一般为 1.7%~3.7%，这将导致树脂与牙体组织之间的边缘微漏，造成不密合，容易产生继发龋和修复体松动脱落。化学固化型向材料的中心收缩，而可见光固化型则向光源方向收缩。

2）线胀系数：树脂的线胀系数均大于天然牙。

3）固化深度：光固化树脂因光线透过复合树脂或牙体时强度逐渐减弱，故深层树脂常聚合不全。当超过一定深度后，单体的聚合程度极小，树脂的强度较低，这一临界深度称为"固化深度"。

4）审美性能：多指树脂表面色泽、透明度、可抛光性和表面光洁度。

（2）化学性能

1）聚合转化率和残留单体：树脂在固化后 20min 内是初始固化，单体向聚合物的转化率为 50%～70%。随时间延长，转化率增高，残留单体减少，1 天后转化率为 90% 以上，1 个月后达最高峰，残留单体量少于 3%。

残留单体对复合树脂的机械性能和生物安全性有直接的影响，残留单体量越大，复合树脂的机械强度越低，对牙髓的刺激性越大。

2）溶解性及吸水性：复合树脂完全聚合后不溶于水和唾液，仅在固化不全和单体不纯的情况下，会有微量小分子渗出物。

3）粘接性能：由于复合树脂聚合时产生收缩应力和因热胀系数与牙体不匹配，易产生剥离应力。因此，可通过适当的牙面处理，并与粘接剂联合使用，以增强树脂与牙面的结合。

（3）机械性能

1）机械强度：复合树脂具有较高的机械强度，能承受一定的咀嚼压力，不易脆裂折断。它在固化后即具有足够的机械强度，随时间的延长，强度略有增加。

2）耐磨性：复合树脂的耐磨性不够理想，主要原因：一是树脂基质和无机填料本身的耐磨不足；二是基质树脂与无机填料之间的结合力不够牢固。通常热固化型复合树脂的耐磨性好，其次为可见光固化型复合树脂，化学固化型复合树脂最差。

3）疲劳强度：树脂材料外形会逐渐改变（蠕变），表面和内部逐渐出现裂缝并缓慢增大，达到其疲劳极限后，即发生破坏和断裂。

（4）操作性能：化学固化复合树脂在调和后 5min 左右凝固，临床操作时间相对较短，操作准确程度和塑形有一定困难。可见光固化复合树脂在光照前可有充足的时间进行充填、塑形和修整，临床使用较方便。

同银汞充填材料相比，树脂在操作性能上有明显的不足，即存在技术敏感性。其主要体现在树脂固化前有一定溶动性，当填入窝洞并塑形后，若撤去塑形力，可导致树脂回弹，发生形变。因此，树脂在固化后常再需长时间进行修整、打磨和抛光。此外，复合树脂必须与粘接剂联合使用，才能保证固位和边缘封闭。而临床的粘接操作较为复杂，包括牙面处理、隔湿干燥、粘接剂的使用、复合树脂的充填等步骤。

（5）生物学性能

1）牙髓刺激：复合树脂中残留单体的溶出和聚合产热，可能会在充填修复后对牙髓产生刺激作用，在做深层牙本质填充时，应进行垫底保护。

2）继发龋：复合树脂充填龋洞数年后，由于聚合收缩、热胀系数不匹配和粘接力不足等原因造成的边缘微漏，可能在洞缘再次形成龋坏。

3）光损害：使用可见光固化复合树脂时，高能量短波长的蓝光可造成操作者视网膜的光化学损害。

4. 应用

（1）直接充填修复。

（2）修复体修复。

（3）复合树脂核修复。

（二）粘接修复的原理

1. 粘接的基本概念　两个同种或异种的固体物质，由于介于两者表面的另一物质的作用而产生牢固结合的现象称为粘接或粘合。能将某种或多种固体材料粘合起来的物质，称为粘接剂或粘合剂。被粘接的固体物质，则称为粘接体或被粘物。被粘接的部分称为粘接面或粘接界面。

将修复体或修复材料粘接到口腔软硬组织表面的物质，称为口腔粘接剂或口腔粘接材料。

2. 粘接材料的种类　按被粘物分类，包括：牙釉质粘接剂、牙本质粘接剂、骨粘接剂、软组织粘接剂；按应用类型分类，包括：充填修复粘接剂、固定修复粘接剂、正畸粘接剂和颌面缺损修复粘接剂等。

3. 粘接机制

（1）粘接理论：当粘接剂将两个粘接体结合起来时，粘接力就在界面区形成。目前比较有代表性的粘接理论有：机械作用、吸附作用、扩散作用、化学结合作用及静电吸引作用。

对于不同的粘接剂，不同的被粘接材料及不同的粘接工艺，这几种作用对具体粘接强度而言，其作用大小是不一样的。

（2）粘接界面的理化过程：由于粘接力是在粘接剂与被粘物的界面区形成，粘接过程中界面的物理化学反应受表面能、表面张力、润湿等性能影响。

（3）粘接力形成的必要条件：根据粘接理论和粘接界面的理化特性可知，粘接剂与被粘物分子或原子间的距离越近，两者之间的相互作用力越大，粘接强度也越高。因此，只有粘接剂液体能充分润湿被粘物表面，两者之间的距离才能达到产生有效结合力的范围，这也是产生粘接作用的关键和必要条件

4. 表面处理技术

（1）牙釉质表面处理：正常牙釉质粘接面处理，一般采用30%～40%磷酸（又称釉质表面处理剂或酸蚀剂）涂于粘接面 30～60s，用水冲洗和无油空气干燥，表面成白垩色，无光泽。如果表面干燥后仍有光泽，则应重新处理。

（2）本质表面处理：对于中、深度接近牙髓的部位应采用对牙髓无刺激性的材料进行衬垫，然后进行酸蚀处理。酸蚀剂可采用牙本质处理剂（如 10%柠檬酸加 3%三氯化铁溶液、15%磷酸胶液或5%草酸铁溶液）涂于牙本质粘接面30～60s，用水冲洗，空气干燥，可去除"玷污层"，扩大牙本质小管，然后涂含偶联剂的牙本质粘合剂，再进行粘接治疗。

（三）光固化复合树脂粘接修复术

1. 准备：将已备好 V 类洞的石膏模型安装在仿头模上，安装手机，调整好仿头模以及医师体位。

2. 用橡皮障或棉垫进行牙齿隔离。

3. 酸蚀　在龈缘上涂凡士林，然后用小毛刷沾酸蚀剂涂布于制备好的窝洞，酸蚀剂保持 30s，然后用大量清水冲洗至少 30 秒钟，保证将所有酸蚀剂冲洗干净。用无油压缩空气气枪吹干，可见窝洞釉质表面呈白垩色，且无光泽。

注意：酸蚀时间不能过长，时间过长会造成全层大面积不规则脱矿，不能起到增加固位力的作用；防止处理后的牙面再与唾液接触。

4. 涂釉质粘接剂 用毛刷将粘接剂均匀地涂布在酸蚀过的窝洞,用无油气枪轻轻吹成薄薄一层,用光固化灯照射 20s,使粘接剂固化。涂布的粘接剂需呈均匀、薄层。此时表面再不能接触任何东西。

5. 充填,固化 采用分层固化的原理,用树脂充填器取适量光固化复合树脂,放置于窝洞的最底层,厚度一般不超过 2mm,用光固化灯照射 30~40s,然后再填入 2mm 厚的树脂、照射,方法同前,直到充填完全。最后一层充填完成后,用树脂雕刻刀成形,再光照。

临床操作因素对固化深度的影响主要有:

(1) 光照时间:延长光照时间,可以非正比例地增加固化深度,一般用时 20~60s。

(2) 光源位置:光源端与树脂表面的距离越近,固化深度就越大。

6. 调𬌗,抛光 修整树脂外形,抛光车针修整龈下部分,以免形成悬突。最后用抛光毛刷沾抛光膏抛光树脂表面。

【注意事项】

1. 酸蚀后的牙面呈白垩状,在涂布釉质粘合剂前严禁污染,例如唾液、手指触摸、喷水中混油等污染。如发生了污染,须重新酸蚀 30 秒钟后,再喷水冲洗 30 秒处理。

2. 各种光固化材料在使用后应立即加盖、干燥、低温、避光保存。

3. 光固化时,术者必须用黄色避光镜片,避免用眼睛直视造成视网膜受损。

4. 在教师指导下,学生在仿头模上进行光固化型复合树脂粘接修复术练习。

【思考题】

1. 简述光固化复合树脂的性能。

2. 简述光固化复合树脂的粘接原理。

3. 简述光固化复合树脂充填术的基本步骤和各步骤中要点的掌握。

【评分表】

评分项目	内容	分数	得分
操作前准备	患者体位	5	
	医师体位	5	
操作过程	隔湿操作	10	
	酸蚀	10	
	干燥	10	
	涂釉质粘接剂	10	
	充填 固化	10	
	调𬌗	10	
	抛光	10	
	光固化复合树脂应用	10	
评价	操作规范	5	
	操作效果	5	
总分		100	

(李 娜)

实验十三　窝沟封闭术

【实验内容】
1. 复习窝沟封闭剂的性能和使用范围。
2. 学习窝沟封闭术。

【目的和要求】
1. 掌握窝沟封闭术的基本方法。
2. 熟悉窝沟封闭剂的性能。

【实验用品】
仿头模、装有下颌第一磨牙的石膏模型、可见光固化窝沟封闭剂套装、75%乙醇、小毛刷、口腔检查器械等。

【实验步骤和方法】
（一）窝沟点隙封闭剂

简称窝沟封闭剂，又称防龋涂料，是一种可固化的液体高分子材料。将它涂布于牙面窝沟点隙处，固化后能有效地封闭窝沟点隙，隔绝致龋因子对牙齿的侵蚀，进而达到防龋的目的。目前的窝沟封闭剂可减少龋病60%～99%。

目前广泛应用的窝沟封闭剂有两种类型，即自凝固化型和可见光固化型。本实验主要讲解可见光固化型。

1. 组成

成分	含量（%）
树脂基质	30～50
稀释剂	50～70
颜料	少量
气相	少量
光敏剂	微量
阻聚剂	微量

可见光固化型窝沟封闭剂一般为单一组分，使用时，取少量材料涂布于牙面上，经可见光固化器照射一定时间（20～40s）即可固化成膜。

2. 性能

（1）固化时间：光固化型窝沟封闭剂在光照固化前具有充裕的操作时间，能充分渗入窝沟、点隙处，一经光固化灯照射，就会快速固化。

（2）粘度：窝沟封闭剂应有适当的粘度，粘度对其在牙面窝沟、点隙处渗透、就位都有重要的影响。粘度过小，流动性就会增大，使涂布时封闭剂流动范围扩大，而且固化时体积收缩大，固化后强度也不高；粘度过大，流动性差，涂布时，封闭剂不易渗透入窝沟、点隙内，不能起到预期效果。

（3）与牙釉质的结合机制：在涂窝沟封闭剂之前，用30%～50%磷酸水溶液酸蚀处理牙釉质表面，釉质表面产生轻度脱钙，呈现多孔蜂窝状结构。涂窝沟封闭剂之后，封闭剂渗入其中，固化后形成大量的树脂突。这些树脂突与牙釉质形成机械嵌合作用，从而与牙釉质形成紧密的结合。

（4）涂膜保留时间：涂膜保留时间是临床观察和评价一种窝沟封闭剂性能优劣的重要指标，也是窝沟封闭剂各项性能的综合表现。临床常用涂膜封闭剂后1年、2年或3年的保留率，来描绘涂抹保留时间。目前，性能较好的窝沟封闭剂的3年涂膜保留率可达80%以上。

3. 适用范围

（1）磨牙、前磨牙𬌗面及下前𬌗面的窝沟、点隙、裂缝等的封闭。

（2）窝沟、点隙处可疑龋、初期龋的封闭治疗。

（3）作为洞衬剂使用，涂布于将要充填的窝洞壁上，封闭牙本质小管，减少对牙髓的刺激。

（二）示教窝沟封闭术

1. 准备 将石膏模型安装在仿头模上，安装手机，调整好仿头模及医师体位。

2. 隔湿 安装橡皮障。

3. 牙面的清洁 用装有杯状刷的低速手机，蘸上清洁剂和水，清洁牙面窝沟、点隙处，然后用水彻底冲洗牙面，可用锐探针清理窝沟，去除残余物，气枪充分干燥。

4. 酸处理 用酸蚀剂酸蚀牙面30~60s，然后用水冲洗，吹干，酸蚀程度以表面呈白垩色为准。

5. 涂布封闭剂，固化 用小刷或探针取少量封闭剂涂布于窝沟点隙处，并用探针探入窝沟点隙内，稍作上下运动，以促使封闭剂在窝沟内浸润渗透，排出可能存在的气泡。封闭剂不可涂得太多，以免增高咬合。

6. 调𬌗 涂窝沟封闭剂后，容易出现咬合过高，导致封闭剂因受力过大而被压碎。因此，常需要调𬌗。

（三）操作练习

在教师指导下，学生在仿头模上进行窝沟封闭术练习。

【注意事项】

1. 在酸蚀前，窝沟、点隙的清洗要彻底。
2. 酸蚀要充分。
3. 隔湿要好。
4. 注意调𬌗。

【思考题】

1. 简述窝沟封闭术的操作步骤。
2. 影响窝沟封闭剂的涂膜保留时间的因素有哪些？

【评分表】

评分项目	内容	分数	得分
操作前准备	患者体位	5	
	医师体位	5	

续表

评分项目	内容	分数	得分
操作过程	清洁牙面	10	
	隔湿操作	10	
	酸蚀	10	
	干燥	10	
	涂布	10	
	固化	10	
	调𬌗	10	
	窝沟封闭剂的应用	10	
评价	操作规范	5	
	操作效果	5	
总分		100	

（李　娜）

实验十四 开 髓 术

【实验内容】

1. 观察标本、模型，复习髓腔解剖特点，了解增龄性变化。

2. 仿头模上进行各组牙的开髓术。

3. 在开髓术过程中，反复练习术式、支点和口镜的使用方法。

【目的和要求】

1. 掌握各类恒牙开髓的位置及方法。

2. 掌握常用器械的使用方法及支点的应用。

【实验用品】

仿头模、牙齿剖面模型、各组牙开髓步骤标本、装有开髓根管模型的石膏模型、各类钻针。

【实验步骤和方法】

（一）复习恒牙髓腔解剖特点

1. 髓腔各部位名称（图1-12） 髓腔位于牙体中部的空腔，四周是牙本质，通过根尖孔或侧孔和（或）副孔与外界相通，空腔内充满牙髓。包括髓室和根管系统。

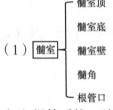

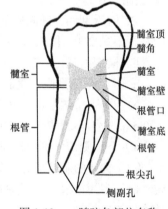

图1-12 髓腔各部位名称

（2）根管系统：髓腔除髓室以外的部分，包括以下内容：

1）根管：每一个牙根都至少有一个根管，根据数目和形态的不同又可分为四型，即：单根管、双根管、单双混合根管、三管型。

2）管间吻合。

3）根管侧支。

4）根尖分歧。

5）根尖分叉。

6）副根管：根管系统内部连接处的名称：根管口、副根管口、根管侧支口、根尖分歧口或根尖分叉口。

根管系统在牙根表面开口的名称：根尖孔、副孔、侧孔。根尖孔以位居根尖者较多（57%）；位于根尖旁侧者较少（43%），其中以舌侧者最多，其余依次为远中、近中和唇、颊侧。

2. 恒牙髓腔解剖特点

（1）切牙的髓腔形态：切牙的髓腔形态与相应的牙体外形相似，髓室与根管无明显界线，其特点是根管多为单根管，根尖孔多位于根尖顶。

1）上颌中切牙的髓腔形态：髓腔较大，根管较粗，单根管，髓室与根管间无明显界线。

A. 近远中剖面：整个髓腔约呈三角形，髓室顶即三角形的底最宽，接近牙冠中 1/3 处。髓室顶微凹，两侧略尖。髓室向颈缘略微变窄，自颈缘至根尖逐渐变细，年轻人的髓室顶常有 3 个圆突，指向切嵴，该突随年龄增长，逐渐消失。

B. 唇舌剖面：髓腔略呈梭形，平颈缘处最厚，向切嵴方向缩小成尖形接近牙冠中 1/3，髓腔从颈缘向根尖逐渐缩小变细。

C. 横剖面观：

a. 牙颈部横剖面：根管呈圆三角形，根管与牙根外形基本相似，位居中央略偏唇侧，舌侧根管壁较唇侧根管壁略厚。

b. 牙根中部横剖面：根管较牙颈部横剖面者约小一半，多呈圆形，位居中央略偏唇侧，舌侧根管壁较唇侧根管壁为厚。

2）上颌侧切牙的髓腔形态：上颌侧切牙的髓腔与上颌中切牙者相似，但略小。

A. 近远中剖面：髓室顶较整齐，接近牙冠中部为髓腔最宽处，髓腔宽度从牙颈至根中部逐渐缩小，至根尖 1/3 才显著缩小。

B. 唇舌剖面：髓腔在颈缘附近最厚，至根尖 1/2 或 1/3 才缩小，并随根尖而弯曲。

3）下颌中切牙髓腔形态：下颌中切牙髓腔体积最小，唇舌径大于近远中径，根管多为窄而扁的单根管，分为唇舌两管者约占 10%。

A. 近远中剖面：髓腔呈狭长的三角形，三角形的底为髓室顶，接近牙冠中 1/3，向颈缘逐渐缩小。

B. 唇舌剖面：髓腔中部的唇舌径较大，两端较小，髓室顶呈尖形，接近冠中 1/2，髓腔在牙根颈 2/3 一段较大，向根尖缩小。

C. 横剖面观：

a. 牙颈部横剖面：髓腔呈椭圆形，唇舌径大于近远中径，位居中央。

b. 牙根中部横剖面：髓腔呈椭圆形或圆形，位居中央。平牙根中部近中根管壁仅厚约 1.20mm，远中根管厚约 1.10mm。

4）下颌侧切牙髓腔形态：髓腔较下颌中切牙大，根管较长。

（2）尖牙的髓腔形态：尖牙的髓腔形态与相应的牙体形态相似，髓室与根管无明显界线。根管多为单根管，根尖孔多位于根尖顶，上颌尖牙髓腔形态髓腔的唇舌径大，近远中径较窄的单根管。下颌尖牙髓腔形态，与上颌尖牙髓腔形态相似，不同点为髓室和根管较上尖牙窄、髓角较圆、根管为双管占 4%。

（3）前磨牙的髓腔形态：髓室类似立方形，颊舌径大于近远中径，髓室位于牙冠颈部及根柱内，随室顶凹陷，最凹处与颈平齐，有颊舌两个髓角，牙根内有 1~2 个根管。

1）上颌第一前磨牙的髓腔形态

A. 近远中剖面：与尖牙形态类似，但髓室、根管较窄

B. 颊舌剖面：颊侧髓角较高，接近牙冠中 1/3，舌侧髓角较低，接近牙冠颈 1/3（少数接近牙冠中 1/3）；有 1 个、2 个，偶有 3 个根管口。

C. 横剖面：

a. 牙颈部横剖面：髓室颊舌向中份缩小呈肾形，颊舌径大于近远中径。

b. 牙根中部横剖面：单根管呈椭圆形，双根管，颊舌两根管呈圆形，偶有三根管。

2）上颌第二前磨牙的髓腔形态：与上颌第一前磨牙的髓腔形态相似，但髓腔近远中宽度较窄，颊舌厚度较大，颊、舌髓角较短，位于牙冠颈部 1/3。

根管也有 4 种类型：单根单管型（48%）单根双管型（19%）；单根单双管型（29%）和双根双管型（4%）。

3）下颌第一前磨牙的髓腔形态：髓室顶上有颊、舌两个髓角，髓室向下多与单根管相通。

A. 近远中剖面：下颌第一前磨牙髓室和根管形似尖牙，但较狭窄。

B. 颊舌剖面：颊侧髓角特别长，位于牙冠中 1/3 处，舌侧髓角短圆而不明显，接近牙冠颈 1/3 处，整个髓腔的 2/3 处颊舌径大。髓腔多在根尖 1/3 明显缩小成管，少数在根中 1/3 处或根颈 1/3 处缩小成管，三者共占 83%，或在根中部根管形成双管型或单双管型，也有在根尖 1/3 分成颊舌两管者共占 17%。

C. 横剖面：

牙颈部横剖面：下颌第一前磨牙髓室多呈长圆形，颊舌径大于近远中径，若为双根管，颊舌两根管均呈圆形。

4）下颌第二前磨牙的髓腔形态：与下颌第一前磨牙者相似，但有以下不同之处：下颌第二前磨牙的颊、舌侧二髓角明显，颊侧髓角稍长于舌侧髓角，两者均位于牙冠颈 1/3 处。髓室在牙冠颈 1/3 处和牙根颈 1/3 处大，但在根颈 1/3 处以下（向根尖）明显缩小成管，但也有在牙根中部或根尖 1/3 处缩小成管者。

（4）磨牙的髓腔形态。

1）上颌第一磨牙的髓腔形态：髓室似矮立方形，髓室高度很小，颊舌径＞近远中径＞髓室高度。髓室顶形凹，最凹处约与颈缘平齐。

髓室顶上有近颊髓角和近舌髓角，二者均接近牙冠中 1/3。远颊髓角和远舌髓角较低，均接近牙冠颈 1/3 处。

髓室底上有 3~4 个根管口，排列呈颊、舌径长，近远中径短的四边形或三角形，近颊根管口距远颊根管口较近而距舌侧根管口较远，远颊根管口位于近颊根管口的远中偏舌侧。

近颊根管为双管型或单双管型者共占 63%，远颊侧根管分为两管者占 9%，舌侧根管较宽大。

2）上颌第二磨牙的髓腔形态：上颌第二磨牙的髓腔形态与上颌第一磨牙的相类似但较小，近颊根管为双管型或单双管型者共约占 30%，远颊根管和舌根管均为单根管。

3）下颌第一磨牙的髓腔形态：下颌第一磨牙髓室呈矮立方形，近远中径＞颊舌径＞髓室高度（约 1mm）；髓室顶形凹，最凹处约与颈缘平齐，近舌髓角与远舌髓角高度相近，二者均接近牙冠中 1/3 处。近颊髓角、远颊髓角和远中髓角较低，位于牙冠颈 1/3 处或颈缘附近。

髓室底轮廓为近远中径长、颊舌径短的四边形或五边形，髓室底上有 2~4 个根管口。近中根管为双管型或单双管型者共占 87%，远中根管为双管型或单双管型者占 40%。

4）下颌第二磨牙的髓腔形态：下颌第二磨牙的髓腔形态与下颌第一磨牙者相似。近中根管为双管型或单双管型者共占 64%，远中根管为双管型或单双管型者占 18%。

下颌第二磨牙近远中根在颊侧融合，根管亦在颊侧连通，根管横断面呈 C 字形称为 C 形根管，约占 10%。

3. 乳牙髓腔解剖特点　乳牙的髓腔形态虽与乳牙的外形相似，但按牙体比例而言，乳牙髓腔较恒牙者为大，表现为：髓室大、髓壁薄、髓角高、根管粗、根管方向斜度较大，根尖孔亦大。

（二）开髓

1. 基本原则

（1）开髓窝洞的形状、大小与方向应与牙髓腔解剖形状相同。

（2）去净髓室顶，保留髓室壁、髓室底和根管口的自然形态。

（3）形成用根管治疗器械能经根管口进入根管深部的通道。

（4）尽量保留健康牙体组织。

2. 基本步骤

（1）根据各组牙齿髓腔解剖特点，参考牙大小、方向和是否有髓石等特点。

（2）在各牙开髓处用铅笔画出开髓窝洞外形图。

（3）选用大小合适的裂钻或球钻磨除开髓窝洞的釉质部分，注意掌握涡轮手机钻针的切削方向。有支点，不加力，在设计形态内移动，逐层深入，达牙本质浅层。

（4）逐层深入，在最高的髓角处穿透髓室顶进入髓腔，注意控制钻针进入的深度，用好支点，体会钻针进入髓腔瞬间的落空感。

（5）揭髓室顶：在穿入髓腔之后继续向髓腔各边缘扩磨，揭去髓顶。用探针双弯小钩检查髓角部位的髓室顶是否去净。

（6）找好支点，用探针大弯尖端，检查各根管口的位置分布。

（7）用根管钻或光滑髓针插入根管内，探查是否可直线通入根管深部。

（三）老师示范开髓术

将装有开髓根管模型（图 1-13）的石膏模型，安装在仿头模上，准备好手机，调整仿头模和医师体位，分别示教各类牙开髓方法步骤及注意事项。

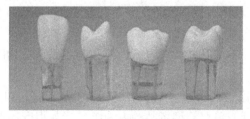

图 1-13　开髓根管模型

1. 上颌前牙（图 1-14、图 1-15）

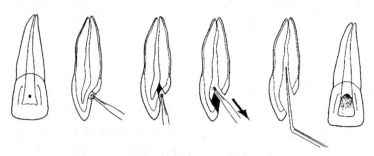

图 1-14　上颌前牙的开髓步骤

（1）开髓洞形：开髓窝洞外形为圆三角形，位于舌面窝的中央，近远中边缘嵴之间。三角形的顶在舌隆突处，两侧分别与近远中边缘嵴平行，底边与切缘平行。上颌尖牙的开髓窝洞外形则近似于椭圆形。

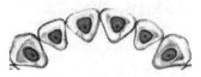

图1-15　上颌前牙的开髓点

（2）开髓步骤：钻针从舌面窝的中央下钻，钻针方向与舌面垂直。钻至釉牙本质界时，改变钻针方向，使其尽可能与牙长轴平行，向深层钻入。此时注意用好支点，体会"落空感"，表示钻针已进入髓腔。根据髓腔的大小将窝洞扩大充分暴露近远中髓角及根管口。

2. 下颌前牙（图1-16、图1-17）

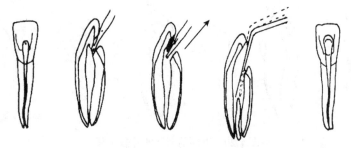

图1-16　下颌前牙的开髓步骤

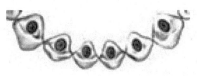

图1-17　下颌前牙的开髓点

（1）开髓洞形：开髓窝洞外形为椭圆形，位于舌面窝正中。

（2）开髓步骤：从舌面窝中央与牙长轴方向一致下钻，直至穿通髓腔，去净髓室顶，充分暴露髓角。

（3）注意事项

1）用较小型号钻针，钻针方向始终保持与牙长轴一致，否则极易造成牙颈部侧壁穿刺。

2）避免开髓口过大形成台阶，或开髓口过小遗留舌侧髓室顶，遗漏另一舌侧根管。

3. 上颌前磨牙（图1-18、图1-19）

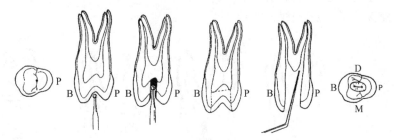

图1-18　上颌前磨牙的开髓步骤

（1）开髓洞形：开髓口的外形与颈部横断面处的髓室外形相似，为一长椭圆形。其颊舌径为颊舌三角嵴中点之间的距离，宽度约为咬合面近远中径的1/3。

（2）开髓步骤：在咬合面中央下钻，至牙本质深层后向颊舌侧扩展至颊舌三角嵴的中点处。穿通颊侧

图1-19　上颌前磨牙的开髓点

或舌侧髓角，揭净髓室顶。

（3）注意事项

1）用较小型号钻针，且钻针方向始终与牙长轴保持一致，避免在牙颈部近远中向侧穿或形成台阶。

2）去净髓室顶，不要将暴露的两个髓角当作根管口。

3）开髓洞口的近远中宽度不能超过髓室的近远中径，否则易形成台阶或牙颈部侧穿。

4. 下颌前磨牙（图1-20、图1-21）

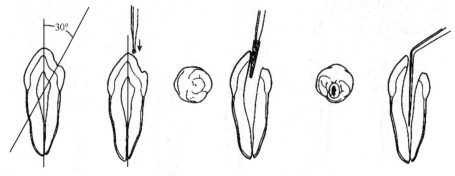

图1-20　下颌前磨牙的开髓步骤

图1-21　下颌前磨牙的开髓点

（1）开髓洞形：开髓洞形为椭圆形或卵圆形，位于咬合面颊尖三角嵴中下部。

（2）开髓步骤：在咬合面中央近颊尖处下钻，钻针方向与牙长轴方向一致，一直穿透髓腔。然后根据根管粗细，去净髓室顶，形成洞形。

（3）注意事项

1）在咬合面的颊尖三角嵴下钻，钻针方向与牙长轴一致，防止向舌侧侧穿，或形成台阶。

2）开髓过程中，钻针周围需要有一定的移动空间，以防止钻针折断。

3）检查并去净颊舌侧髓室顶，避免遗漏根管。

5. 上颌磨牙（图1-22、图1-23）

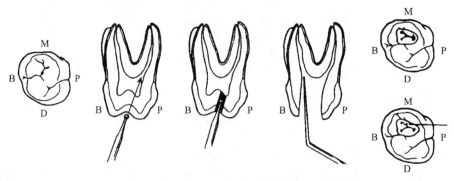

图1-22　上颌磨牙的开髓步骤

（1）开髓洞形：开髓的窝洞外形应与颈部横断面处的根管口排列相似，为一钝圆的三

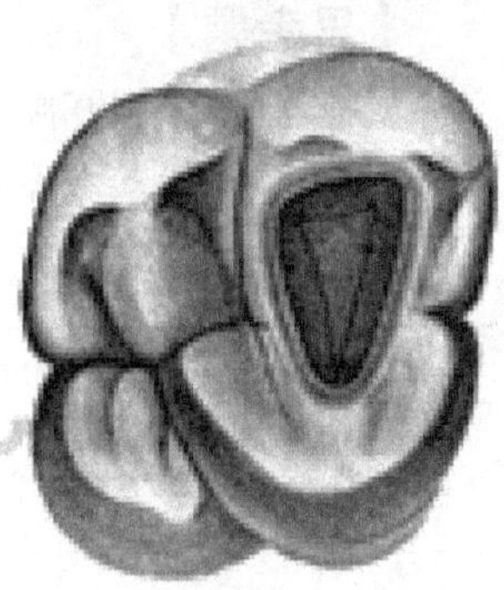

角形。三角形的顶在腭侧，底边在颊侧，其中一腰在斜嵴的近中侧，另一腰与近中边缘嵴平行。

（2）开髓步骤：用裂钻在中央窝下钻，钻至牙本质深层时，向颊舌向扩展，形成一偏近中的颊舌径较长的钝圆三角形的深洞。然后在近中舌尖处穿通髓角，沿洞口形态揭髓室顶。用探针的双弯小沟检查颊侧髓室顶是否去净。

（3）注意事项

1）下钻时，钻针方向略偏向远中，避免磨损髓室的近中壁，甚则造成颈部缩窄处侧穿。

2）开髓洞形略偏近中，尽量避开咬合力强大的斜嵴。

3）颊侧底边的长度在揭髓室顶时确定，以尽量保留不必磨去的牙体组织。

4）要考虑根管的变异。

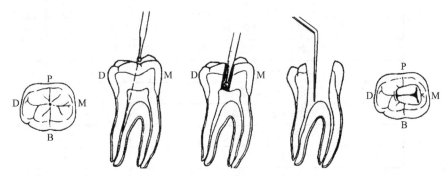

图 1-23　上颌磨牙的开髓点

6. 下颌磨牙（图 1-24、图 1-25）

图 1-24　下颌磨牙的开髓步骤

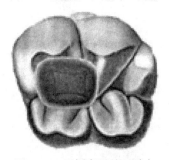

图 1-25　下颌磨牙的开髓点

（1）开髓洞形：开髓窝洞外形为钝圆角的长方形，位于咬合面近远中径的中 1/3 偏颊侧部分。开髓洞形近中边稍长，远中边稍短；颊侧洞缘在颊尖的舌斜面上，舌侧洞缘在中央沟处。

（2）开髓步骤：在𬌗面中央窝下钻，钻至牙本质深层时，向近远中及颊侧方向扩展，形成比髓室顶略小的长方形窝洞。然后穿通远中或近中髓角，再沿洞口外形开扩，揭去髓室顶。检查髓室顶是否去净，用球钻提拉揭净髓室顶。

（3）注意事项

1）开髓洞形的位置在颊舌向中线的颊侧才能暴露髓腔，还可避免造成舌侧颈部或髓底的台阶或穿孔；

2）钻针方向应始终与牙长轴方向一致，否则易形成台阶或侧穿；

3）注意体会在髓角处的脱空感，用探针小弯钩检查髓室顶是否揭净。

4）要注意髓腔变异，如"U"形根管，远中有两根或有双根管等情况。

（四）操作练习

在教师指导下，学生在仿头模上进行开髓术练习。

【思考题】
1. 绘制全牙列开髓点图。
2. 开髓术的基本原则是什么？

【评分表】

评分项目	内容	分数	得分
操作前准备	患者体位	3	
	医师体位	2	
操作过程	上颌中切牙开髓部位	5	
	上颌中切牙开髓洞形	5	
	上颌中切牙开髓的方法	5	
	上颌第一前磨牙开髓部位	5	
	上颌第一前磨牙开髓洞形	10	
	上颌第一前磨牙开髓的方法	10	
	上颌第一磨牙开髓部位	5	
	上颌第一磨牙开髓洞形	10	
	上颌第一磨牙开髓的方法	10	
	下颌第一磨牙开髓部位	5	
	下颌第一磨牙开髓洞形	10	
	下颌第一磨牙开髓的方法	10	
评价	操作规范	3	
	操作效果	2	
总分		100	

（李　娜）

实验十五　盖髓术

【实验内容】

1. 复习各类牙开髓方法。

2. 在仿头模上进行盖髓术的实际操作。

【目的和要求】

1. 掌握盖髓术的适应证。

2. 熟悉盖髓术的操作要领。

【实验用品】

仿头模、装有上下颌第一磨牙开髓根管模型的石膏模型、手机、弯机头、各类钻针、检查盘、挖匙、冲洗器、水门汀充填器、调刀、玻璃板、75%乙醇、生理盐水、氢氧化钙制剂、氧化锌丁香油制剂。

【实验步骤和方法】

盖髓术（pulp capping）是一种保存活髓的方法，即在接近牙髓的牙本质表面或已暴露的牙髓创面上，覆盖具有使牙髓病变恢复效应的制剂，以保护牙髓，消除病变。盖髓术可以分为直接盖髓术和间接盖髓术。

1. 直接盖髓术　直接盖髓术是用药物覆盖牙髓暴露处，以保存牙髓活力的方法。这一方法可用于外伤性露髓、机械性露髓和龋源性露髓的治疗。原理是药物刺激牙髓细胞发生分化，产生牙本质细胞样细胞，使损伤的牙髓愈合。直接盖髓治疗后可以引起牙髓钙化或发生内吸收，所以只要根尖孔发育完成后，随即进行根管治疗。

（1）直接盖髓术的适应证

1）根尖孔尚未形成，因机械性、外伤性因素露髓的年轻恒牙。

2）意外穿髓，穿髓直径不超过 0.5mm 的恒牙。

3）根尖已完全形成，机械性露髓范围较小的恒牙。

（2）直接盖髓术的禁忌症

1）因龋源性露髓的乳牙。

2）临床检查有慢性牙髓炎或根尖周炎表现的患牙。

2. 间接盖髓术　间接盖髓术是指将盖髓剂覆盖在接近牙髓的牙本质上，以保存牙髓活力的方法。原理是细菌数量因盖髓剂的覆盖及细菌产酸所需要的底物被隔绝而减少，另一方面盖髓剂作为一种温和刺激物或诱导剂，维持局部的碱性环境，利于牙本质细胞样细胞的分化，形成修复性牙本质。

（1）间接盖髓术的适应证

1）深龋、外伤等造成近髓的患牙。

2）深龋引起的可复性牙髓炎，牙髓活力测试在正常范围，X 线片显示根尖周组织正常的恒牙无明显自发痛，除腐质未见穿髓却难以判断是慢性牙髓炎或可复性牙髓炎时，可采用间接盖髓术作为诊断性治疗。

（二）示教盖髓术

将装有开髓根管模型的石膏模型，安装在仿头模上，准备好手机，调整仿头模和医师体位，分别示教直接盖髓术和间接盖髓术。

1. 直接盖髓术的操作步骤

（1）制备洞形，清除龋坏组织：本实验中要求形成针尖大小的穿髓孔。

临床操作过程中，动作要准确到位，避开穿髓孔，清除洞内牙体组织碎屑，以减少牙髓再感染。对于深龋近髓患牙，可在局部麻醉下用球钻或挖匙清除软龋。

（2）清理窝洞，放置盖髓剂：用生理盐水缓慢冲洗窝洞，隔湿，用75%乙醇行窝洞消毒并拭干窝洞。选用氢氧化钙或其他盖髓剂覆盖在暴露的牙髓上，用氧化锌丁香油粘固剂暂封窝洞。

（3）永久充填：观察1~2周后患牙无任何症状，可保留1mm厚的氧化锌丁香油粘固剂垫底，磷酸锌水门汀垫底，复合树脂充填。如患牙对温度刺激敏感，可更换盖髓剂，暂封观察。如患牙出现自发痛夜间痛等症状，表明牙髓向不可逆性牙髓炎发展，应及早行根管治疗。

2. 间接盖髓术的操作步骤

（1）制备洞形，清除龋坏组织：本实验中要求制备近髓窝洞。

（2）隔湿并清洁、干燥窝洞。

用生理盐水缓慢冲洗窝洞，隔湿，用75%乙醇行窝洞消毒并拭干窝洞。调制氢氧化钙糊剂。用探针沾适量氢氧化钙糊剂涂敷于近髓区，糊剂覆盖范围超过近髓区，厚约0.5mm，避免糊剂沾在洞壁的其他处。

（3）永久充填：观察1~2周后，如无任何症状，且牙髓活力正常者，保留部分氧化锌丁香油粘固剂，磷酸锌水门汀垫底，复合树脂永久充填。

（三）操作练习

在老师指导下，学生练习盖髓术。

【注意事项】

1. 练习操作时，始终注意正确的术式、支点和口镜的使用。

2. 无论是直接盖髓术，还是间接盖髓术，要求严格的无菌操作，所用器材均应消毒，因为控制感染是治疗成功的关键。

【思考题】

1. 直接盖髓术和间接盖髓术的适应证区别是什么？

2. 简述直接盖髓术的操作步骤。

3. 简述间接盖髓术的操作步骤。

【评分表】

评分项目	内容		分数	得分
操作前准备	患者体位		5	
	医师体位		5	
操作过程	直接盖髓术	制备洞形，清除龋坏组织	10	
		隔湿并清洁、干燥窝洞	10	
		放置盖髓剂	10	

续表

评分项目		内容	分数	得分
操作过程	间接盖髓术	充填	10	
		制备洞形，清除龋坏组织	10	
		隔湿并清洁、干燥窝洞	10	
		放置盖髓剂	10	
		充填	10	
评价		操作规范	5	
		操作效果	5	
总分			100	

（李　娜）

实验十六　活髓切断术

【实验内容】

1. 复习各类牙开髓方法。

2. 学习活髓切断术。

【目的和要求】

1. 掌握活髓切断术的适应证。

2. 熟悉活髓切断术的操作要领。

【实验用品】

仿头模、装有下颌第一磨牙开髓根管模型的石膏模型、手机、弯机头、各类钻针、检查盘、挖匙、冲洗器、水门汀充填器、调刀、玻璃板、75%乙醇、生理盐水、氢氧化钙制剂、氧化锌丁香油制剂。

【实验步骤和方法】

（一）活髓切断术

活髓切断术（pulpotomy）是指切除炎症牙髓组织，以盖髓剂覆盖牙髓断面，保留正常牙髓组织的治疗方法。其原理是彻底切除炎症牙髓，置盖髓剂于健康牙髓组织断面上，维持牙髓的正常状态和功能。

根据使用的盖髓剂不同可分为：①氢氧化钙切断术，使断端愈合，保持健康的活髓；②甲醛甲酚牙髓切断术，固定断端下方的牙髓组织，多用于乳牙的治疗。

适应证：

根尖未发育完成的年轻恒牙，无论是龋源性、外伤性或机械性露髓，均可。在根管发育完成之后，再进行牙髓摘除和根管治疗。

对龋源性露髓的成年恒牙不主张进行活髓切断术。

如果活髓切断术失败，可行根尖诱导成形术或根管外科治疗。

（二）示教活髓切断术

将装有开髓根管模型的石膏模型安装在仿头模上，准备好手机，调整仿头模和医师体位，示教活髓切断术。

1. 局部麻醉，隔湿　在仿头模石膏模型上，模拟局部麻醉，用橡皮障或棉卷隔湿。

2. 消毒窝洞　去净腐质，冲洗、干燥窝洞、隔湿，75%乙醇小棉球消毒窝洞。

3. 揭髓室顶　从穿髓孔处，用裂钻磨去髓室顶，髓角处用小球钻提拉式修整。

4. 切断冠髓　用消毒的锐利挖匙，平齐根管口一次性切断冠髓。

5. 冲洗止血　注射器抽取生理盐水，冲洗髓腔内的残剩冠髓，干棉球止血（出血多时，可沾些肾上腺素压迫止血），并干燥窝洞。

6. 放置盖髓剂　用水门汀充填器取适量已调制好的氢氧化钙糊剂放在根管口根髓断面处，厚约1～1.5mm。

7. 暂封窝洞　用水门汀充填器取适量已调好的ZOE糊剂暂封窝洞，中等大小压力压贴暂封剂，使其与洞壁贴合。

8. 永久充填 观察 1～2 周后，如无任何症状保留部分氧化锌丁香油粘固剂，磷酸锌水门汀垫底，复合树脂永久充填。

（三）操作练习

在老师指导下，学生练习活髓切断术。

【注意事项】

1. 练习操作时，始终注意正确的术式、支点和口镜的使用。

2. 活髓切断术要求严格的无菌操作，所用器材均应消毒，因为控制感染是治疗成功的关键。

3. 活髓切断术切断冠髓时，必须使用锐利的挖匙或大圆钻，以避免撕拉根髓。

【思考题】

1. 活髓切断术的适应证是什么？
2. 活髓切断术的操作要点是什么？

【评分表】

评分项目	内容	分数	得分
操作前准备	患者体位	5	
	医师体位	5	
操作过程	局部麻醉	10	
	隔湿	10	
	消毒窝洞	10	
	揭髓室顶	10	
	切断冠髓	10	
	冲洗止血	10	
	放置盖髓剂	10	
	暂封	10	
评价	操作规范	5	
	操作效果	5	
总分		100	

（李　娜）

实验十七　根管治疗术

【实验内容】

1. 复习根管治疗术的原理和适应证。
2. 学习根管治疗器械及其使用方法。
3. 学习根管治疗的程序和各步骤的目的。
4. 在根管模型上完成根管治疗术。
5. 在离体牙上完成根管治疗术。

【目的和要求】

1. 掌握根管治疗术的原理和适应证。
2. 初步掌握根管治疗需用器械及其用法。
3. 基本掌握根管治疗的步骤和技术要点。

【实验用品】

仿头模、根管模型、已开髓的离体牙石膏模型、口镜、探针、镊子、检查盘、敷料盒、水门汀充填器、钻针数枚、光滑髓针、拔髓针、髓针柄、扩孔钻、根管扩大器和根管锉（15~40号）、5ml注射器、尺子、酒精灯、调刀、玻璃板、氧化锌粉、丁香油酚、甲醛甲酚液、3%过氧化氢溶液、生理盐水。

【实验步骤和方法】

（一）根管治疗术

是治疗牙周病及根尖周病的一种方法，通过清理根管内炎症牙髓和坏死组织，并进行适当消毒，充填根管，以去除根管内容物对根尖组织的不良刺激，防止发生根尖周病变或促进根尖周病变的愈合。

1. 适应证

（1）各种牙髓病变。

（2）慢性根尖周炎。

（3）牙髓牙周综合征。

（4）有系统性疾病不宜拔牙而又需要治疗或暂时保留的患牙。

2. 操作步骤

（1）根管预备。

（2）根管消毒。

（3）根管充填。

3. 根管治疗术常用器械

（1）手用器械

1）光滑髓针：由软的回火碳钢制成锥形的针状物，表面光滑，由工作端、杆部两部分组成。其工作端横断面可以是圆形或三角形。标准光滑髓针全长52mm，其型号按工作端直径由细到粗分为000、00、0、1、2、3六种。光滑髓针用于探查根管，确定工作长度，制作棉捻擦干根管和根管封药，以及导入根管封闭剂。

2）拔髓针：工作端表面有许多细小的倒刺，其作用是插入根管内旋转倒退，拔出根髓，也可除去根管内的棉捻或纸尖。其长度和型号同光滑髓针。拔髓针使用时，应试探性缓慢插入根管，切忌用力推进，以免器械折断或楔入根管无法取出。

当发现器械生锈或变形时应及时更换。

3）根管扩大器和根管锉：根管钻（又称为根管扩大器）和根管锉均由手柄、颈部和工作端三部分组成。其ISO规格如下：

工作端长度：即D1～D2间的距离，为16mm；

器械的长度：即D1～D3间的距离，可分别为21mm、25mm、28mm、31mm。也即D1～D2的距离恒定不变，均为16mm，但D2～D3的距离可根据牙齿长度而有所变化。D2的直径比D1的直径大0.32mm。

锥度：所有器械刃部的锥度是一致的，为0.02mm，即长度每增加1mm直径增加0.02mm。

器械编号：每一器械的标准化号码以器械尖端横断面直径（D0mm）乘以100来表示。例如尖端直径为0.15mm，0.15×100=15，该器械即定为15号；直径为0.20，即定为20号；余类推。

手柄颜色：除6（粉）、8（灰）、10（紫）号外，从15号起分别以白、黄、红、蓝、绿、黑六种颜色标记为一组，装于一个包装盒内。45～80号和90～140号则为另外两组，分别重复上述六种颜色标记。

（2）机用器械：机用根管治疗器械可装于一种回旋手机上使用，回旋手机以1000r/min的速度使根管器械在90°范围内回旋转动。根管钻和各型根管锉均用于根管预备，由于各自工作端的结构和制造方法不同，器械的性能和在根管预备中的功能也不一样。

对根管器械有两种基本的使用方式，即锉式与钻式。

单纯的锉式：不包括旋转器械的动作。用可达到工作长度的细根管锉插入根管至工作长度，然后加压将器械贴根管壁拉出，在拉出的过程中切割牙本质壁。沿各方向根管壁重复上述动作多次，直至根管已被扩大到大一号的根管锉已能无阻力地达到工作长度的程度再换大一号的器械，并按此方法将根管逐号预备。

钻式：是通过旋转根管锉，使旋转的器械切割根管壁并钻入根管深部。器械顺时针旋转时，根管内的碎屑沿器械的螺纹向根管口方向移动。因此，钻式有利于清除根管内的碎屑。由于钻式易导致器械折断，临床使用手用器械时多采用钻式与锉式相结合的手法。

（3）根管充填用器械

1）螺旋充填器：由螺旋状钢丝工作端和柄部构成。柄部如钻针柄可连接在弯机头上。用于导入根管充填封闭剂，其常用的国际标准型号为25～40号。操作时根据根管粗细选用大小合适的充填器。使用时，器械尖端需距根尖狭窄部3mm，顺时针方向旋转；将螺旋部分插入根管内再启动手机，停转后方可抽出，否则器械极易折断。

2）根管充填侧压器和根管充填直压器：由工作端和柄部构成。工作端为光滑的圆锥形，锥度与根管锉相同，常用型号为15～40号。侧压器工作端为光滑的针状器械，末端尖锐似针状，直压器末端为平面。柄部分为手持和指持两种，另外还有镍钛器械，适用于弯曲根管。在侧方加压根管充填技术中，测压器用于向根管的侧壁挤压牙胶尖，以便在挤压的空间中再填入牙胶尖。在热垂直加压根管充填技术中，直压器加热后用于向根尖方向压紧牙胶尖。两种器械的锥度与根管钻规格相同。有手用和机用两种，手用的手柄同手持器械；机用的型号和手柄颜色同根管钻和根管锉。

3）根管工作长度测量尺：为长度为 35~40mm 的不锈钢尺，每刻度间隔为 1mm 精确度大约为 0.5mm。用于测量根管、根管锉、牙胶尖等的工作长度。另外有根管治疗专用测量尺可以测量牙胶尖的尖端的直径。

4）根管冲洗器：在注射针头的基础上改制而成。将针头尖端磨钝即可用；或将针头尖端封闭，在其旁侧开若干小孔，使冲洗液自这些小孔喷出而不向根尖孔注射，冲洗效果较好，并可减少术后不适。

5）根管长度测量仪（root canal length measuring instrument）：频率型根管长度测量仪的原理是用普通根管锉为探针，测量在使用两种不同频率下所得到的两个不同的根管锉与口腔黏膜阻抗值之差。该差值在根管锉远离根尖孔时接近零，当根管锉尖端到达根尖孔时，该差值增至恒定的最大值。测量时，一个电极连口腔黏膜，另一个电极连根管锉。频率型电测仪已被认为是目前最准确的测量仪，由于是在测量两种频率下的阻抗值之差，根管内存在活髓或液体不影响测量结果，测量工作长度的准确率超过 90%，是临床上较好的测量工作长度的方法。

使用及保养：在根管预备时，根据各种器械的特点选择使用；使用时注意选择合适型号的器械开始，逐次换较大一号的器械进行工作，不能跳号，以免形成台阶；在使用前和使用时都必须检查器械有无刃口变形、折痕或锈蚀迹象，发现问题及时撤换；细小的器械预备弯曲根管后，即使使用一次即也应更换；任何时候都只能用最小的力量在手指之间旋转器械小于 90°；弯曲器械工作端严禁弯死角。

（二）根管预备

1. 根管预备的目的与原则

（1）目的：根管预备的目的包括根管清理和根管成形。

根管清理是指彻底清除根管系统内所有内容物和感染物质，方法包括机械去除和化学药物冲洗、溶解和消毒。

根管成形是指用机械方法使根管形成由根尖狭窄区向根管口方向内径逐渐增大、有一定锥度的根管形态，以利于根管的彻底清洁和根充材料在根管内形成三维严密的充填。

（2）原则：

1）必须在准确掌握工作长度的条件下进行。

2）必须局限在根管之内，不能超出根尖狭窄部，避免对根尖周组织的刺激。

3）保持根管和根尖孔的自然形态与位置，避免发生根管和根尖孔偏移。

4）根管的冠 1/3~2/3 部分应充分扩大，一方面容纳足够的冲洗液，保证冲洗效果；另一方面提供足够的空间完成牙胶的加压充填。

2. 根管预备的步骤和方法 先利用根管模型（图 1-26）在可视的情况下按照以下方法进行根管预备，然后将离体牙石膏模型安装在仿头模上，准备好手机，调整仿头模和医师体位，进行根管预备。

（1）拔髓和根管清理：

1）拔除成形牙髓：根据根管的粗细，选取不同型号的拔髓针，从根管口一侧插入根管，直达根尖部，顺时针旋转 180° 可拔出成条的牙髓。注意：拔髓针进入根管时，遇阻力必须后退，换用小号拔髓针或根管锉；拔髓针旋转的角度也不能过大，否则拔髓针被根管壁卡住，稍一旋转就使拔髓折断而难以取出。

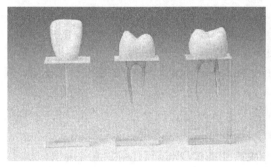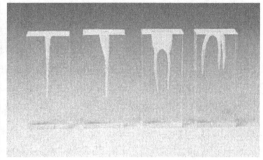

图 1-26　根管模型

2）清理分解牙髓和根管内的感染物质：先在髓腔内用冲洗器滴入根管荡洗剂，根据根管的粗细，选取不同型号的根管锉，从根管口一侧插入根管，分别依次达根管的冠 1/3、中 1/3 和尖 1/3 处，提拉荡洗；其间，每次用冲洗剂冲洗，可见有碎屑荡出。反复提拉荡洗，直至出来的荡洗剂清澈无污染物为止。注意：禁止根管锉第一次就插至根尖孔部位，避免将感染趋出根尖孔。

（2）测量根管长度

工作长度：从牙冠参照点（切端、牙尖或洞缘）到根管的根尖狭窄部的长度，即为根管预备的长度，称为工作长度。

首先以切端、牙尖或洞缘作为冠部参照点，而后可选择以下方法来确定工作长度。

1）X 线片法：在实习牙齿的 X 线片上，用尺子测量从冠部参照点到 X 线片根尖端内 1mm 处的距离并记录为该牙的"估计工作长度"；调整根管锉或根管扩大器（≥ISO 015 号）上的橡皮标到器械尖端的距离与"估计工作长度"相等。将此根管锉插入根管，器械尖端达根尖狭窄部时有轻微阻力感，将橡皮标接触冠部参照点，立即照工作长度 X 线片。注意：如所选器械可超出根尖孔，则换用大一号的器械测量。

若 X 线片上所看到的器械尖刚好到预定的操作终点，则"估计工作长度"就是工作长度；若 X 线片上所看到的器械尖到预定的操作终点（根尖内 1mm）的距离（距离值）小于 3mm，可由"估计工作长度"值加上或减去上述距离值，直接算出工作长度。若该距离值大于 3mm，说明第一张 X 线片有明显失真，应按照第二张 X 线片重新制订"估计工作长度"，再拍第三张 X 线片进一步确定工作长度。

2）指感法：若无即刻照 X 线片的条件，可选用细的扩大器插入根管，依手指感觉器械到达根尖部有轻微阻力感后，固定止动片，取出器械测量"根管内实测的工作长度"。如该实测长度与术前 X 线片所测的"估计工作长度"一致，则将该长度定为"工作长度"。

3）根管工作长度测量仪方法：根据具体说明书操作。

（3）根管预备

标准法，常规法：是常用的根管预备方法，开髓后，清理髓室，先测量根管工作长度。根管预备时要求器械从小号到大号逐号依次使用，每号钻或锉均要在根管内完全达到工作长度，根管扩大到器械尖端附件几毫米处见到白色牙本质碎屑后，再扩大 2～3 号器械为止，即至少达标准器械号 40 号。此法适用于直的或较直的根管，但不宜在弯曲根管使用。因为随着器械直径增加，器械的韧性降低，在弯曲根管就会造成一些常见的缺陷，如台阶、根尖敞开和肘部、穿孔、根管偏移和牙本质屑栓形成，以及因破坏了根管缩窄处而失去了工作长度等。

（4）根管冲洗

1）目的：消毒灭菌，溶解坏死组织，有助于清除根管内残余组织、碎片和微生物；润滑根管壁，有利于扩大根管和减少器械折断于根管内的机会；使根管壁牙本质软化，有助于根管的化学预备。

2）常用药物：根据临床需要，理想的根管冲洗液应具备以下四个主要性质：①有抗菌、杀菌作用；②可溶解坏死牙髓组织；③有助于根管系统的清理；④对根尖周组织无毒性。目前常使用的根管冲洗药物为2%～5.25%次氯酸钠和3%过氧化氢，也可用生理盐水、抗生素等作为根管冲洗液。

3）冲洗方法：常用注射器冲洗法，冲洗时将针头松松插入根管深部，然后注入冲洗液。冲洗时针头必须是宽松地放在根管内，最后流出的液体应更为清亮。切忌将针头卡紧并加压注入，否则会影响冲洗药物回流并易将根管内残留物质和冲洗液压出根尖孔。

4）注意事项：①疼痛：3%过氧化氢有氧化、除臭和杀菌作用，但对尖周组织有轻度刺激，冲洗后要吸干，防止遗留分解氧气压迫根尖周组织而致痛。②气肿：过氧化氢液冲洗根管，遇血液产生泡沫，通过根尖孔偶可引起皮下气肿。使用时要小心，冲洗根管时，不要卡紧、加压推注。

（三）根管消毒

先利用根管模型在可视的情况下按照以下方法进行根管消毒，然后在离体牙石膏模型上练习。

1. 目的　消毒根管系统；根管封药法还用于消除根尖周疾病的症状、治疗根尖周疾病。

2. 复习根管封药的类型和使用　常用根管消毒的药物有樟脑氯酚薄荷合剂（CP）、甲醛甲酚（FC）、氢氧化钙、碘仿等。对感染根管根尖区有较多渗出物，叩痛不消失者，可在治疗过程中将碘仿糊剂封入根管中10～14d，可减少渗出。

3. 操作步骤　隔离唾液，用消毒的棉捻或纸捻将根管内的液体吸出并擦干根管，用光滑髓针松卷棉捻，蘸浸药液后置入根管内，紧贴一侧管壁抽出光滑髓针，让药捻置留在根管内；用氧化锌丁香油糊剂封闭开髓窝洞。常用根管消毒药物封入根管的时间是1～2周。

（四）根管充填

先利用根管模型在可视的情况下按照以下方法进行根管充填，然后在离体牙石膏模型上练习。

1. 根管充填目的与时机

（1）目的：消除所有从口腔和根尖周组织进入根管系统的渗漏途径，严密地填塞、封闭根管系统，预防再感染，为根尖周组织病变愈合创造有利的生物学环境。

（2）时机：患牙无自觉症状，临床检查无异常表现，根管已成形，根管内清洁，无异味或渗出物。

2. 根管充填的步骤：

（1）隔湿、取出根管中的棉捻检查是否正常，用吸潮纸尖或消毒棉捻干燥根管。

（2）核实工作长度：用标记好工作长度的根管锉（主锉型号），探查确实能顺利到达工作长度。

（3）试主牙胶尖：选择与主锉相同型号的牙胶尖，用酒精棉球消毒，用镊子标记出工作长度，然后置入根管内，检查其是否能顺利按工作长度达到根尖狭窄部。注意：合适的主牙胶尖在根尖 1/3 部分与根管壁贴合，在根中上 1/3 部分与根管壁之间有一定的间隙，以进行侧压。用 75%乙醇棉球消毒牙胶尖备用。

（4）选择侧压器：侧压器应较宽松地达到工作长度。

（5）调制根管充填封闭剂：取适量的丁香油和氧化锌粉放在已消毒的玻璃板上，用已消毒的调刀将粉与油调成糊剂。

（6）充填根管：以糊剂和固体联合充填法为例。

1）先充填糊剂：

手用器械充填：用光滑髓针卷棉捻，将根管充填封闭剂擦于根管壁，然后取下棉捻，用标记好工作长度的光滑髓针蘸封闭剂，旋转推进导入根管，贴管壁直线方向将光滑髓针抽出，以免根管内充气而影响充填效果。重复上述操作到糊剂不再进入根管为止。

机用器械充填：选用较主牙胶尖细 1~2 型号的螺旋充填器沾满根管封闭剂，插入根管内达工作长度后抽出 3~4mm 后，再启动手机顺时针方向旋转，可见糊剂迅速进入根管，然后停机，将螺旋充填器贴一侧管壁轻抽出。重复上述操作到糊剂不再进入根管为止。

2）充填牙胶尖：糊剂充填完成后，将已消毒及标记好的主牙胶尖尖端蘸上少许糊剂后，缓慢插入根管达冠部参照点标记处，以向侧方和冠方排出气泡，避免将封闭剂挤出根尖孔。如果主牙胶尖周围的空隙较大，可用侧压充填法填入数根辅助牙胶尖：选用较主牙胶尖小 2~3 个型号的根管充填侧压器，沿主牙胶尖一侧插入侧压器至标记长度（WL-1mm），并将主牙胶尖压向一侧，停留 15 秒，以防牙胶的回弹。将相应副牙胶尖尖端沾少许糊剂，插入至侧压器进入的长度。反复进行侧方加压，加入相应的副牙胶尖，直到侧压器只能进入根管口 2~3mm。注意：侧压器可旋转 180° 并施以侧向力进入根管，但在弯曲根管则应小于 90°。

3）冠部封闭（截去多余牙胶尖）：用烧热的水门汀充填器将牙胶尖齐根管口处切断，在根管口向根尖方向做垂直加压，以使根管方的牙胶与根管壁更贴合。用酒精棉球擦净髓腔，用暂封剂暂封窝洞。

（7）拍 X 线片检查根管充填情况：在 X 线片上判断根管充填的结果，恰填视为合格，差填需重新进行根管充填。

恰填：根管内充填物恰好严密填满根尖狭窄部以上的空间，充填物距根尖端 0.5~2mm，根尖部根管内无任何 X 线投射影像。

差填：根管内充填物距根尖端 2mm 以上，和（或）根尖部根管内仍遗留有 X 线投射影像。

超填：根管内充填物不仅填满根管，而且超出了根尖孔，填入了根尖牙周膜间隙和（或）根尖周病损区。

（五）窝洞充填

【思考题】

1. 根管治疗术的适应证是什么？
2. 简述根管治疗术的基本步骤。
3. 简述根管治疗术每一步操作的要点。

【评分表】

评分项目	内容	分数	得分
操作前准备	患者体位	5	
	医师体位	5	
操作过程	开髓	5	
	根管探查	5	
	拔髓	10	
	测量根管长度	10	
	根管预备	20	
	根管冲洗	5	
	根管消毒	10	
	根管充填	10	
	窝洞充填	5	
评价	操作规范	5	
	操作效果	5	
总分		100	

（李　娜）

附：其他根管预备方法

逐步后退法　适用于直根管和轻中度弯曲根管的预备，其操作步骤如下：

第一步：根管尖段（根管下 1/3）预备：从初尖锉开始锉，假设初尖锉为 10 号，工作长度为 20mm。通常情况下，根尖预备顺序应为：10 号→15 号→10 号→20 号→15 号→25 号→20 号。每根锉预备的工作长度皆为 20mm，每增大一号锉之前，都应用冲洗剂冲洗一次根管。一般来说，根尖段预备只需预备至比初尖锉大 3 号，也就是只需预备到 25 号即可，该锉称为主尖锉（MAF，master apical file）。主尖锉预备完成后的根管应满足两个条件：①主尖锉能宽松而无阻力地插入根管至全工作长度；②加压向根尖方向继续推进主锉时，主尖锉在根尖狭窄部遇到坚实的抵抗而不能继续向根尖方向移动，证明根充铪（apical stop）已形成。

第二步：根管中段（根管中 1/3）预备：若主尖锉定位 25 号，自此每增大一号器械，插入根管的深度减少 1mm。如 30 号（19mm）→25 号（20mm）→35 号（18mm）→25 号（20mm）→40 号（17mm）→25 号（20mm）。在减少 1mm 工作长度后，都必须用主尖锉插入到原有工作长度，去除牙本质碎屑，维持根管通畅。

第三步：根管冠段（根管上 1/3）预备：既可以用 G 钻预备，也可以用大号手用 K 锉将根管冠部扩大，再用主尖锉回锉根管，以保持根管通畅，管壁平滑。

第四步，用主尖锉 25 号锉平中、上段细微的台阶，打到光滑管壁，疏通根管的目的。此法的优点是器械不易损伤尖周组织，根管向冠侧敞开，根尖孔又比较狭窄，即便使用较大压力进行根管充填，也不易超充。

注意：正确使用根管治疗器械，防止器械折断和器械误吞。

a. 使用器械前要检查有无折痕、锈蚀或螺纹松解。使用时旋转角度不要超过正反90°的范围。

b. 器械要按号顺序使用，不要跳号，否则易形成台阶。在小号未达到工作长度时，不要换用大号器械，否则也易形成台阶。

c. 器械向前推进时，用力不可过猛，尤其当接近根尖时要轻轻推进，否则易将感染推出根尖孔，或刺伤根尖周围组织，引起急性根尖周炎。

d. 根管锉应严格记次使用，及时更换，以免造成器械折断。

e. 初学者临床上使用器械须拴上安全线，以防止误吞。

f. 器械用毕需清洁、擦干保存，以防锈蚀。

逐步深入法/步退法：适用于弯曲根管的预备，具体步骤如下：

第一步：探测根管通路和弯曲情况。在X线片上观察实习牙根管弯曲的位置、方向、程度，并据此预先弯制需用根管锉的工作端，注意圆缓弯曲；用细根管锉（08或10号锉）或根管探路锉探入根管，并左右旋转进入根尖部，轻轻上下提拉向各个方向试探，到达根尖狭窄部时也有轻微阻力感；固定一个方向轻取出后，观察器械弯曲的情况，可以反映根管的实际弯曲状况。注意：根尖部颊、舌向的弯曲在X线片上看不出来。

第二步：预备根管冠1/2~2/3根管：用根管锉或扩孔钻扩锉近根管口处与弯曲方向相反侧管壁，用根管锉扩锉根管中部与根管弯曲向同侧的根管壁，以减小根管弯曲度。先用15-20-25号H锉预备根管冠1/2~2/3，然后用GGB（扩孔钻）1号~3号预备，每增大一号，进入根管的长度减少2mm，形成根管冠部开敞，以减缓根管弯曲度，是器械易于进入弯曲根管的根尖部，同时有利于冲洗液进入根管深部。注意：①GGB只能用极小的根向力进入根管，而后沿与弯曲方向相反侧管壁提拉出根管，使根管的冠部敞开；②3号GGB较粗大，主要是开敞根管口内2~4mm，避免进入根管较深处，以防根管壁侧穿。③每次扩锉后都应及时冲洗，以防碎屑堵塞根管。

第三步：确定工作长度。

第四步：预备根尖部。从初锉开始，将其插入根管至遇抵抗，顺时针旋转器械90°，使器械刃切入牙本质，然后反时针旋转器械120°~360°，旋转的同时加压顶住器械，不允许器械回退。如此可将顺时针旋转器械时"咬住"的牙本质切下。重复上述两个方向的扩锉，并及时冲洗，直至器械到达全工作长度。其间经常用酒精棉球清除根管锉刃间携带的牙本质碎屑，一方面保持器械的切割功能，另一方面有利于携带出更多的牙本质碎屑。依次用大1号的器械，以同样的手法预备根管至全工作长度。用步退法中所介绍的方法检查根尖部根管的预备是否合格，然后用主锉将根管壁上的台阶锉平。

步进法的优点在于先将根管的冠部敞开，使冲洗液易于进入根管深部，并减少了根管内感染物被挤出根尖孔的危险；减缓了根管的冠部弯曲，使器械易于进入根尖部，减少了器械折断机会。

实验十八　龈上洁治术

【实验内容】
1. 洁治器械种类的识别及选择。
2. 在仿头模模型上示教洁治术。
3. 在仿头模模型上练习洁治术。

【目的和要求】
1. 掌握龈上洁治器械的正确选择和正确使用。
2. 初步掌握龈上洁治术的方法。

【实验用品】
仿头模、牙周病模型、人工牙石石膏模型、直角形、大镰刀形、弯镰刀形（牛角形）、锄形洁治器、检查盘。

【实验步骤和方法】
1. 龈上洁治器械
（1）洁治器的结构、种类及辨认：洁治器是由柄、颈和工作端组成。

1）镰形洁治器

基本特征：工作端的断面为三角形（由面和两腰构成），有两个切割刃，顶端呈尖形。

镰形洁治器有不同的大小和形状，面的宽窄可有不同，颈部也有不同的设计，分别用于口腔内不同的部位。

用于前牙者：有直角形、大镰刀形。其工作端、颈、柄在同一平面上。

用于后牙者：弯镰刀形，成对，其颈部形成一定角度，使工作端适应后牙外形。因其形似牛角形，也称牛角形洁治器。大镰刀形洁治器也可用于后牙洁治。

2）锄形洁治器：左右成对，为线形单侧刃。多用于去除颊舌面的色素。

（2）抛光器械及抛光剂

抛光器械：常用的为橡皮抛光杯和抛光刷，安装在弯机头上使用。抛光刷的刷毛较硬，只限用于牙冠，以免损伤牙骨质和牙龈。

抛光剂：有专用的抛光砂或抛光膏，也有的用牙膏或牙粉代替。

2. 龈上洁治术的基本操作要点
（1）握持洁治器的方法：以改良握笔法握持洁治器。将洁治器的颈部紧贴中指腹（而不是中指的侧面），食指弯曲位于中指上方，握持器械柄部，拇指腹紧贴柄的另一侧，并位于中指和食指指端之间约 1/2 处，这样，拇指、食指、中指三指构成一个三角形力点，有利于稳固地握持器械，并能灵活转动器械的角度。

（2）支点：以中指与无名指贴紧一起共同作支点，或以中指作支点。将指腹支放在邻近牙齿上，支点位置应尽量靠近被洁治的牙齿，并随洁治部位的变动而移动。这是常规的口内支点。学生练习时，主要练习这种支点。

除上述支点外，口内支点还有同颌对侧支点、对颌牙支点、指-指支点。指-指支点是将左手的食指或拇指深入口内，供右手中指和无名指作支点。还可采用口外支点，此时应尽量采用多个手指的指腹或指背靠在面部，以增加稳定性。

（3）器械的放置和角度：将洁治器尖端1~2mm的工作刃紧贴牙面，放入牙石的根方，洁治器面与牙面角应小于90°，大于45°，以80°左右为宜。注意紧贴牙面的是工作刃的尖端，而不是工作刃的中部，这样才能避免损伤牙龈。

（4）除牙石的用力动作：握紧器械，向牙面施加侧向压力，再通过前臂和腕部的上下移动或转动发力，力通过手部以支点为中心的转动而传至器械，从而将牙石整体向冠方刮除。避免层层刮削牙石。

用力的方向一般是向冠方，也可以是斜向或水平方向。

用力方式主要是前臂-腕部转动发力。单纯用指力来拉动工作刃，动作比较精细易于控制，但易使指部肌肉疲劳，不能持久，一般只用于轴角处或窄根的唇舌面。必要时可辅助使用推力。

（5）器械的移动：完成一次洁治动作后，移动器械至下一个洁治部位，部位之间要有连续性，即每一次动作应与上一次动作的部位有所重叠。当洁治工作从颊（或舌）面移向邻面时，应靠拇指推或拉的动作来转动洁治器柄，使工作端的尖端始终接触牙面，避免刺伤牙龈。

（6）将全口牙分为上、下颌的前牙及后牙左右侧六个区段，逐区进行洁治。

3. 仿头模模型上示教洁治术

（1）准备：将牙周病模型（图1-27）或者人工牙石石膏模型（图1-28）安置于仿头模，调整仿头模和医师体位。术者一般位于患者的右前方，有时也在右后方、正后方或左后方。根据所洁治牙的区段、牙面的不同，可移动至适宜的位置。教师在示教时应演示并说明这些不同体位的选择。

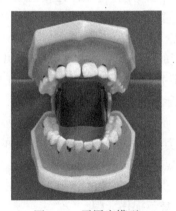 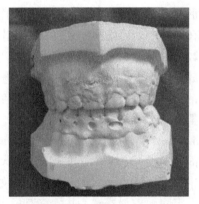

图1-27 牙周病模型　　　　　　　图1-28 人工牙石石膏模型

（2）让患者用3%过氧化氢溶液含漱1min，然后用清水漱口。

（3）分区洁治：全口牙分为六个区段，有计划地按一定顺序逐个区段进行洁治。避免遗漏牙面。避免频繁地更换器械和移动体位。在对某一个区段牙进行洁治时，一般在同一体位做完一组牙的某一侧后，再变换体位做另一侧。

1）选择适宜的洁治器，按洁治术的基本操作要点进行龈上洁治术。在此需特别强调，洁治时一定要有支点，而且支点要稳固。

2）临床洁治时，要随时拭去或吸去过多的血液及唾液，使视野清楚。在完成操作后，以3%过氧化氢溶液冲洗或擦洗创面，请患者漱口。并应仔细检查有无残留牙石，牙龈有无损伤和渗血，如有则进行相应的处理。

（4）抛光：全口牙洁治完毕后应进行抛光，以除去残留的细碎牙石和色素，并抛光牙面。

将抛光器（橡皮杯轮或杯状刷）安置在低速手机上，蘸抛光砂或抛光膏等抛光剂放在牙面上，略加压力并低速旋转，从而磨光牙面。注意抛光剂应始终保持湿润，以减少旋转摩擦时的产热。

4. 在老师指导下，学生在仿头模的牙周病模型上练习各区段的洁治方法。

5. 学习超声洁治术的步骤

（1）让患者用3%过氧化氢溶液含漱1min，然后用清水漱口。同时术者踩动开关，检查手机是否有喷水，工作头是否振动而使喷水呈雾状，若无喷雾则不能工作。

（2）将手机工作头轻轻接触牙石，工作头前部侧缘对着牙面，与牙面约呈15°角，利用工作头顶端的超声振动将牙石去除，不要施过大压力。要不断地移动工作头，不能将工作头停留在某一点。不能将工作尖垂直放于牙面。

（3）嘱患者漱口，将牙石漱去。

（4）按一定顺序去除全口牙的牙石，避免遗漏。

（5）器械使用后，工作端和手机应进行消毒。

（6）超声洁牙后，往往有残存的牙石，应再用手工洁治器将牙石彻底去净。

（7）抛光。

【注意事项】

1. 洁治时支点不稳固是一个常见的问题。这使得牙石不能被有效除去，也会造成器械滑动形成损伤。在无名指与中指共同作支点时，应注意二指一定要紧贴，不要分开，并应注意在操作中始终稳固地支持在牙面上，从而形成稳固的支点。

2. 洁治时在牙石表面层层刮削也是初学者常出现的问题。这主要是由于操作中洁治器尖端放置的位置不对，并未能采用正确的除石动作通过"爆发力"而将牙石整块除去。因此，洁治时要将洁治器尖端放入牙石底部，"咬住"牙石，采用正确的发力方式，从而将牙石整块除去。

3. 洁治中对牙龈造成损伤是洁治时常犯的错误。其主要是由于操作中洁治器的尖端离开牙面和（或）洁治器面与牙面的角大于90°，或支点不稳，从而造成牙龈损伤。在操作过程中一定要注意，洁治器的尖端要始终贴着牙面，保持洁治器面与牙面的角在45°～90°，牢固地控制器械，并始终有稳固的支点，从而避免损伤牙龈。

4. 模型练习主要是练习洁治的基本操作要点，掌握之后才能进行临床洁治练习。

5. 临床练习龈上洁治时，针对的是患者，应注意树立为患者服务的观念，并在操作中注意避免损伤牙龈。另外，还应注意交叉感染的预防和控制问题。

6. 复诊时应检查上次洁治部位，若因牙龈红肿减轻而使原位于龈下的牙石又显露出来，应再行洁治，将这些牙石彻底清除干净。

【思考题】

1. 请辨认和选择用于不同区域、不同牙面的洁治器。

2. 简述龈上洁治术的基本操作要点。

【评分表】

评分项目	内容	分数	得分
操作前准备	患者体位	5	
	医师体位	5	
操作过程	器械的选择	10	
	器械的握持	10	
	支点	10	
	器械的使用	20	
	分区洁治	10	
	牙面抛光	10	
评价	操作规范	10	
	操作效果	10	
总分		100	

(周海静)

实验十九　龈下刮治术

【实验内容】

1. 刮治器的种类识别及选择。
2. 在模型上示教刮治方法。
3. 在模型上练习刮治方法。

【目的和要求】

1. 掌握龈下刮治术的目的原理。
2. 熟悉刮治器械及其使用原则。
3. 熟悉龈下刮治术的操作原则。

【实验用品】

仿头模、带有根面牙石的牙模型、匙形刮治器、通用刮治器、Gracey 刮治器、检查盘、牙周探针、3%过氧化氢溶液、冲洗器、棉球敷料。

【实验步骤和方法】

龈下刮治术是用手工操作刮治器，除去龈下牙石和菌斑，除去袋壁的变性、坏死组织、病理性肉芽及残存的上皮，除去含有内毒素的根面牙骨质，形成硬而光洁、平整的根面，从而去除引起牙龈炎症的刺激物，造成有利于牙周附着愈合的环境。

1. 器械

（1）刮治器的结构、种类及辨认。

常用的刮治器种类为匙形刮治器。

基本特征：工作端为匙形，工作刃位于工作端的一侧或两侧，顶端为圆形。断面为半圆形，底部呈圆滑的凸面，底部侧边与工作面相交形成工作刃。刮治器的弯曲设计使工作端能抱住根面，适应牙根面的外形，因而能进入深牙周袋，并对软组织的损伤很小。

（2）种类有：通用刮治器和专用刮治器。

1）通用刮治器：

特点：刮治器有两个工作刃均可使用；每一个刃缘可用于多数区域的根面；工作端只在一个方向弯曲，即从顶端至工作端起始处有弯曲，而不向侧方弯曲；工作面与后方的颈部呈90°角，即从顶端方向观看，工作面与颈部呈90°角。

刮治器工作端的大小及颈部的角度和长度可有不同，以适应不同的区域。适用于前牙的刮治器，颈部弯度较小，利于进入前牙的牙周袋。适用于前磨牙的刮治器，颈部有一定的弯度。适用于磨牙的刮治器，颈部的弯度更大，呈半圆形。

2）专用刮治器：以设计者 Gracey 命名，共有 7 支，最常用者是其中的 4 支。其特点：区域专用——每支刮治器只适用于一个或数个特定的部位和牙面，Gracey 5～6 号用于前牙，7～8 号用于后牙的颊面和舌面，11～12 号用于后牙近中面，13～14 号用于后牙远中面。

工作面与颈部呈偏斜角度——即从顶端方向观看，工作面与颈部呈 60°～70°角，这种角度使得工作端进入龈下刮治时，当颈部与牙长轴平行时，工作面即与牙面成最佳的角度，能有效地刮除牙石。

工作端有两个方向弯曲——从起始部向顶部的弯曲，及向一侧方的弯曲，使工作端与牙面贴合得更好。

工作端只有一个刃是工作刃——虽工作端由两个刃组成，但只有较长的且弯曲较大的一个刃才是工作刃，即靠外侧、远离柄的一个刃是工作刃。

2. 龈下刮治的基本操作要点

（1）探查：刮治前应探查龈下牙石的形态、大小和部位。

（2）用改良执笔法握持刮治器。

（3）支点：以中指与无名指紧贴在一起作支点，或中指作支点，指腹放在邻近牙齿上，支点要稳固。

（4）角度：将刮治器工作面与根面平行（即 0° 角），缓缓放入袋底牙石基部，然后改变刮治器角度，使工作面与牙根面呈 45°～90° 角，以 80° 为最佳。如角度小于 45°，刮治器的刃不能"咬住"牙石，会从牙石表面滑过；如角度大于 90°，则与牙面接触的是刮治器的侧面，而不是刮治器的刃。

（5）用力方式：向根面施加压力，借助前臂-腕的转动，产生爆发力，将牙石去除。也可运用指力，但只是在个别部位使用。

（6）幅度：每一下刮治的范围不要过长、过大，在刮治过程中由袋底向冠方移动，工作端不要超出龈缘。

（7）用力方向：以冠向为主，在牙周袋较宽时，可斜向或水平方向运动。刮治器应放在牙石与牙面结合部，整体刮除，避免层层刮削牙石。

（8）刮治的连续性：每一动作的刮除范围要与前次有部分重叠，连续不间断，并有一定次序，不要遗漏。

（9）根面平整：刮除牙石后，要继续刮除腐败软化的牙骨质层，将根面平整，直至根面光滑坚硬为止。但也应注意不要过多刮除根面，以免刮治之后敏感。

（10）刮治完成后要用尖探针检查，以确定龈下石是否已去净，根面是否光滑坚硬。

3. 仿头模模型上示教洁治术

（1）准备：将牙周病模型（图 1-27）安置于仿头模，调整仿头模和医师体位。

（2）常规消毒：1%碘伏消毒术区，局部浸润麻醉或阻滞麻醉。

（3）分区刮治：用牙周探针探测牙周袋的范围及深度，再用尖探针探测龈下牙石的分布。根据龈下牙石的分布情况，局部、分区或分次地按一定顺序进行，一般先下颌后上颌。先用龈下锄形器刮除较大的牙石，再用匙形器刮除较小牙石，最后用锉形器置于牙周袋内，锉面向根面，顺牙长轴方向做上下运动，锉光根面。

（4）刮治要点：采用改良提笔式握持器械，支点稳固。遇到松动牙齿，应用左手指固定，协助刮治。器械刃而与工作牙面成 80° 角，刃置于牙石底部，利用侧向力剥脱，器械移动不可伤及牙龈。

（5）根面探查：刮治结束后，用尖头探针仔细检查探查根面形态、质地，检查龈下结石是否刮净。

（6）冲洗、上药：3%过氧化氢冲洗术区。0.1%氯乙定常规冲洗牙周袋后，擦干牙面后，牙周袋内置碘甘油。

（7）根面平整术：是龈下刮治术的后续治疗，包括器械操作、化学处理和生物预备三步骤。

1）器械操作采用 Gracey 型匙刮器，进入牙周袋袋底的牙根面，保持刀口与牙根面成 80 度角，旋转刃部，小幅度向冠方提拉，清除龈下牙石。

2）化学处理 隔湿，拭干牙根面，用 50%枸橼酸溶液小棉球，反复涂擦牙根面 3min 后，再用生理盐水冲洗干净。

3）生物预备：纤维结合蛋白处理刮治后的牙根面，可促进牙周组织的重新附着。

4. 在老师指导下，学生在仿头模的牙周病模型上练习各区段的洁治方法。

【注意事项】

龈下刮治是牙周治疗技术中的一项基本技术，但又是一项较难掌握的技术。操作中是将器械深入牙周袋中，靠触觉来发现并除去龈下牙石，因此操作中要十分小心，避免遗漏牙石，并避免造成牙龈组织的损伤。在临床实验阶段，指导教师一定要严格把关。

【思考题】

1. 简述龈下刮治术的操作要点。

2. 临床上，龈下刮治的步骤是什么？

【评分表】

评分项目	内容	分数	得分
操作前准备	患者体位	5	
	医师体位	5	
操作过程	器械的选择	10	
	器械的握持	10	
	支点	10	
	器械的使用	20	
	分区刮治	10	
	根面平整	10	
评价	操作规范	10	
	操作效果	10	
总分		100	

（周海静）

实验二十　松牙结扎固定术

【实验内容】

1. 仿头模上教师示教对松动牙的钢丝结扎法。

2. 学生在模型上练习钢丝结扎法。

【目的和要求】

熟悉对牙周炎松动牙的结扎固定方法。

【实验用品】

松牙模型或牙周病模型、不锈钢丝（直径 0.178～0.254mm）、钢丝剪、钢丝钳或持针器、口镜和镊子。

【实验步骤和方法】

松牙结扎固定术　通过结扎，将松动牙连接并固定在邻近的稳固牙上，使多个牙连成一个整体，形成新的咀嚼单位，重新分配咬合力量。通过固定，可充分发挥牙周组织的代偿能力，减轻松动牙负担，促进愈合，并防止个别牙的倾斜、移位。

1. 松牙固定术的种类　有暂时性固定和永久性固定。暂时性固定又有：牙线结扎、不锈钢丝结扎、钢丝与复合树脂联合固定、粘合剂夹板固定等。永久性固定在修复科进行。在牙周临床中主要应用暂时性固定方法。

2. 示教松牙结扎固定术不锈钢丝结扎法。

主要采用单扣扭结法。将松牙模型（图 1-29）安装在仿头模上，调整仿头模和医师体位，准备不锈钢丝（直径 0.178～0.254mm）、钢丝剪、钢丝钳或持针器。具体方法如下：

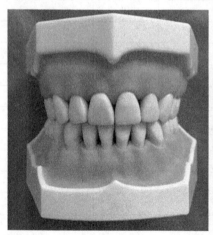
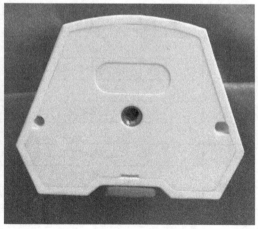

图 1-29　松牙模型

（1）取直径 0.178～0.254mm 不锈钢丝一段，长度以水平围绕所要栓结的牙齿唇面和舌面再延长 5cm 为宜。

（2）在一侧稳固的基牙上绕成双圈，在邻面以顺时针方向作扭结，然后将钢丝围绕下一个牙，在牙间隙处再作扭结，这样依次连接其他牙齿，在每个牙邻面牙间隙处均作扭结，扣结数目的多少视牙间隙大小而定，应正好占据间隙，而又不使松牙受力产生移位。若间隙很小，也可不作扭结，仅做一"8"字形交叉，再结扎另一个牙。最后一个牙也绕双圈，在近中处拉紧后作扭结，剪除多余的钢丝。将结扎丝尾端弯曲后压入牙齿邻面，并避免刺伤牙龈。

（3）结扎钢丝要位于舌隆突的切方、牙邻面接触点的根方，以防止钢丝滑脱或滑入龈缘以下，对牙龈造成刺激和损伤。

（4）必要时可加用釉质粘合剂或复合树脂，加强结扎的稳固性。

（5）结扎后应检查咬合关系，防止咬在钢丝上。在临床上如发现有早接触，则应调𬌗。

3. 在老师指导下，学生在模型上练习不锈钢丝结扎法。

【注意事项】

1. 一定要在松动牙两侧选有稳定的基牙，一般选择尖牙。

2. 注意牙齿位置，尽量固定在原来的正常位置上，不要造成牙齿倾斜、扭转等，以免造成新的创伤。

3. 扣结长度、位置要合适，位于牙间隙内，并防止损害牙间乳头及唇颊黏膜。

4. 结扎丝应尽量不妨碍患者的口腔卫生措施，应对患者加强口腔卫生宣教，教会在结扎的情况下如何控制菌斑。一般可用牙签或牙间隙刷清洁邻面，并注意刷净舌侧牙面等。

【思考题】

简述松牙固定的步骤和方法。

【评分表】

评分项目	内容	分数	得分
操作前准备	患者体位	5	
	医师体位	5	
操作过程	基牙选择	10	
	不锈钢丝结扎方法	10	
	结扎钢丝方法	10	
	结扎钢丝的位置	20	
	固定方式	10	
	树脂粘固	10	
	打磨	10	
评价	操作规范	10	
	操作效果	10	
总分		100	

（李　娜）

实验二十一 牙周手术基本操作、牙龈切除术、牙周翻瓣术

【实验内容】

1. 观看牙周手术录像。
2. 教师讲解牙龈切除术和牙周翻瓣术的基本操作要点。
3. 在模型上示教牙龈切除术和改良 Widman 翻瓣术。
4. 牙周塞治剂的调和与放置。

【目的和要求】

1. 熟悉牙龈切除术的基本步骤,了解基本操作技术。
2. 熟悉牙周翻瓣术的基本步骤,了解基本操作技术。
3. 了解牙周塞治剂的调和与放置。

【实验用品】

仿头模、牙周病模型、口镜、尖探针、镊子、牙周探针、记号镊、11 号尖刀片和 15 号圆刀片、刀柄、骨膜起子、宽背镰形洁治器、匙形刮治器、组织剪、线剪、持针器、缝针、缝线、牙周塞治剂粉和液(丁香油)、调拌板和调拌铲。

【实验步骤和方法】

(一)牙龈切除术

1. 讲解并示教手术步骤和方法。将牙周病模型(图 1-30)安装在仿头模上,调整仿头模和医师体位。

(1)模拟术前准备:术前嘱患者用 0.12%氯己定含漱,清洁口腔,并进行麻醉和常规消毒铺巾。在实验室可免去这一步骤。

(2)手术切口位置的标定:首先用牙周探针检查牙周袋情况,然后用印记镊标出袋底位置。方法为:将印记镊的直喙插入袋内并达袋底,弯喙对准牙龈表面,两喙并拢,弯喙刺破牙龈形成标记点。也可用尖探针做印记,即在牙龈表面相当于袋底处刺破一点,作为印记。在临床上刺破点形成出血点,清晰可见。在实验室中,可用尖探针蘸龙胆紫在印记点上做出标记。在术区每个牙唇(舌)侧牙龈的近中、中央、远中处分别做标记点,各点连线即为袋底位置,作为切口的依据。切口位置应位于此线的根方 1~2mm。

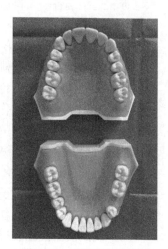

图 1-30 牙周病实习模型

(3)切口:使用 15 号刀片或斧形龈刀,将刀刃斜向冠方,与牙长轴呈 45°角。在已定好的切口位置上切入牙龈,一刀切至袋底下方的根面上。注意要一刀切透,切记反复切割,并避免残留部分牙周袋壁。

(4)切除牙龈时多采用连续切口,即一个切口从远中向近中连续切除多个牙的牙龈。也可作不连续切口,一个牙一个牙地分别作切口切除牙龈。

(5)使用柳叶刀或 11 号尖刀,在邻面牙间处沿切口处切入,将牙龈乳头切断。

（6）用宽背镰形洁治器（或 ball 刮治器）去除切下的边缘龈组织和牙间龈组织。用刮治器刮除肉芽组织，并彻底刮除残存的牙石。

（7）修整牙龈：用弯组织剪修整切口处的牙龈，使牙龈与牙面呈 45°角，龈缘处菲薄，牙龈呈贝壳状生理外形。

（8）冲洗创面，压迫止血。

（9）放置塞治剂。

注意事项：术后 24 小时内不能漱口、刷牙，进软食，24 小时后只能刷术区以外的牙齿，用药水含漱，保持口腔清洁。

2. 在老师指导下，学生进行仿头模练习。

（二）牙周翻瓣术

1. 讲解并示教手术步骤和方法：

将松牙模型安装在仿头模上，调整仿头模和医师体位。

（1）切口

水平切口：为沿龈缘作的近远中方向的切口。包括三步切口：

1）内斜切口：是牙周手术中最常用的切口。方法为：用 11 号（或 15 号）刀片，在距龈缘 0.5～1mm 处切入，切入的位置也可根据袋深、组织厚度及手术目的而有所改变。刀片与牙长轴呈 10°角左右，切向牙槽骨嵴顶或牙槽骨嵴顶的外侧。刀在移动时采用提插方式，每次均应切到牙槽骨嵴顶，并且刀片应根据牙的外形改变角度，使切口呈连续的弧形。尽量保留牙龈乳头外形，以保证瓣复位后能覆盖邻面牙槽骨。切口长度一般应包括手术区近、远中端各一个健康牙。此切口也称第一切口。

2）沟内切口：刀片从袋底进入，切向牙槽骨嵴顶。此切口也称第二切口。

3）牙间隙切口：在第一、二切口之后，上皮领圈基本被切下，但在牙间处仍与骨组织相连，此时在牙间处用柳叶刀或尖刀作水平方向切口，从根方将上皮领圈断离，以便能彻底清除上皮领圈。此也称第三切口。

临床上也可不特意地作第二切口和第三切口，而是用刮治器将上皮领圈直接刮除。

纵切口：在水平切口的一端或两端做垂直向的松弛纵切口。用 15 号刀片从龈缘切至牙槽黏膜，要切透骨膜。纵切口的位置应在牙的近中线角处或远中线角处，不要切在牙龈乳头上或颊（舌）面的中央处。非所有翻瓣术均作此切口，是否采用应根据临床情况而定。

（2）翻瓣：用骨膜起子翻起粘骨膜瓣，翻至暴露骨嵴顶 1～2mm. 以充分暴露术区。注意切忌动作粗暴，避免损伤撕裂龈瓣。

（3）用刮治器刮除袋壁组织和肉芽组织。冲洗后检查病变区，观察是否有残留的肉芽组织、根面牙石及牙槽骨缺损情况等。

（4）进一步刮除残留的肉芽组织和根面牙石，进行根面平整。

（5）必要时修整牙槽骨。

（6）必要时进行瓣的修整：用弯组织剪剪除残留的肉芽组织及过厚的龈组织，修整龈瓣外形，使之复位后能覆盖骨面，颊、舌侧龈乳头能接触。

（7）清理术区，生理盐水冲洗后将瓣复位。

（8）缝合（方法见后）。

（9）压迫术区龈瓣后放置牙周塞治剂。

2. 在老师指导下，学生进行仿头模练习。

（三）牙周缝合技术

1. 讲解并示教手术步骤和方法　将牙周模型安装在仿头模上，调整仿头模和医师体位。

（1）牙间间断缝合：适用于颊舌两侧龈瓣张力相同、位置高度相同者。

方法：从颊（唇）侧龈瓣乳头的外侧面进针并穿过龈瓣，然后将针通过牙间隙至舌侧，从舌侧龈瓣的伤口面进针（或从外侧面进针，则称为交叉式间断缝合）并穿过龈瓣，线再穿回牙间隙，在颊侧的邻面处打结。

（2）悬吊缝合（sling suture）：适用于颊舌侧龈瓣的高度不一、两侧的张力不等者，或适用于仅在牙的一侧有龈瓣者。此法将龈瓣悬吊固定于牙上，可使龈瓣与下方组织紧密贴合。

方法：

1）单牙悬吊缝合：从近中乳头的外侧面进针并穿过龈瓣，然后将针穿过牙间隙，围绕牙面并穿过远中牙间隙，再从远中龈乳头外侧面进针缝合龈瓣，然后将针穿过牙间隙，再绕回近中，在近中邻面打结。这样，就将单个牙的一侧（颊侧或舌侧）龈瓣悬吊固定于牙上。

2）连续悬吊缝合：基本方法同单牙悬吊缝合，只是缝合远中龈瓣乳头后并不绕回该牙的近中，而是继续绕至下一个牙的另一个龈乳头，连续下去，直至术区最远中的一个龈乳头，然后绕术区远中牙一周后，绕回术区近中打结（单侧连续悬吊缝合）；或绕至另一侧时，从远中向近中对另一侧的龈瓣进行连续悬吊缝合，回到近中后，在近中打结（双侧连续悬吊缝合）。

其他：水平褥式悬吊缝合、垂直褥式悬吊缝合、锚式缝合。

教师示教上述各种缝合方法。学生练习体会牙间间断缝合、单牙悬吊缝合、单侧连续悬吊缝合及双侧连续悬吊缝合。

2. 在老师指导下，学生进行仿头模练习。

（四）牙周塞治剂的使用

（1）氧化锌丁香油酚

材料：由粉和液组成，粉为无水氧化锌和松香，液为丁香油。

调和：将粉放在调和板上，分成数份，在旁边加上数滴液体，先取一份粉与其调匀，再逐步加粉，直至调成硬度合适的膏状物，并形成条状，供给临床即刻使用。调成的塞治剂要有一定硬度，才能使龈瓣密贴于牙面。要在使用前即刻调和，否则很快变得过硬而无法使用。

放置：取与术区等长的条形塞治剂，一端形成弯曲，放在最远中，贴于术区表面，然后依次向近中各牙处放置，并用生理盐水蘸湿的手指轻压，使其适当进入牙间隙，但切忌将塞治剂压入龈瓣和牙面之间。放好后牵拉唇颊将其整塑成形，注意使塞治剂不要过厚，并让患者咬牙，除去妨碍咬合的多余塞治剂。观察数分钟，见创面无渗血后，才能让患者离开。

（2）非丁香油酚制剂

Coe-pak：含有氧化锌和脂肪酸两种成分。商品供应时有两管糊剂，用时挤出等长的两管中糊剂，使用前即刻混合，调至一种颜色为止。混合后3~5min可进行整塑、成形。

在固形后有一定的柔韧性。

Peripac：由硫酸钙和丙烯酸酯构成。商品供应为可直接应用的糊剂，与唾液反应后变硬固形。

【思考题】

1. 简述牙龈切除术的操作步骤和方法。

2. 简述牙龈翻瓣术的操作步骤和方法。

3. 牙周塞治剂的主要成分是什么？如何调制？怎么使用？

【评分表】

评分项目		内容	分数	得分
操作前准备		患者体位	5	
		医师体位	5	
操作过程	牙龈切除术	消毒、铺巾、麻醉	5	
		定点、标记	5	
		切除牙龈	5	
		清理、修整	10	
		冲洗创面，压迫止血	5	
		放置塞治剂	5	
	牙龈翻瓣术	消毒、铺巾、麻醉	5	
		切口	10	
		翻瓣	5	
		刮治，根面平整	5	
		清理术区，复位	5	
		缝合	10	
		放置牙周塞治剂	5	
评价		操作规范	5	
		操作效果	5	
总分			100	

（周海静）

第二部分 口腔修复学

实验一 全口义齿的制作——基托和殆堤的制作

【实验内容】

在上、下无牙颌工作模型上制作蜡基托及蜡殆堤。

【目的和要求】

1. 掌握基托制作要求及制作方法。
2. 熟悉蜡殆堤的作用与要求,掌握蜡殆堤的制作方法。

【实验用品】

仿头模、无牙颌阴模或功能性无牙颌模型一副、基托蜡片、蜡条(放在烤箱中烤软备用)、酒精灯(电吹风机)、21号钢丝、技工钳、蜡刀、工作刀、蜡勺、小毛巾、殆平面板等。

【实验步骤和方法】

(一)制作无牙颌模型

1. 使用功能性无牙颌模型(图2-1) 该模型可安装在仿头模,牙龈为软性聚氨酯制成,可以用硅橡胶和藻酸盐材料取模,再灌注无牙颌石膏模型。

2. 使用无牙颌硅胶阴模灌制无牙颌模型 使用复制石膏无牙颌模型用硅胶阴模(图2-2),精确复制无牙颌石膏模型。

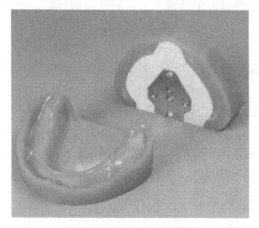

图2-1 功能性无牙颌模型

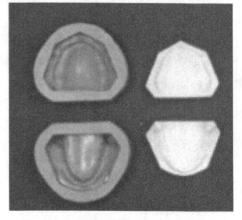

图2-2 复制石膏无牙颌模型用硅胶阴模

灌制石膏模型前,先用清洁剂洗涤干净,空气枪吹干后,灌注石膏模型,注意避免使用头部尖锐器械,以免损伤阴模。待石膏模型固化完全后,用气枪轻吹阴模四周边缘,便于脱出石膏模型。

石膏模型脱出以后,阴模应洗涤干净,继而灌注口朝下放置,避免灰尘进入。待阴模干燥完全后,在避光干燥处保存。

（二）制作基托和蜡𬌗堤

1. 确定基托范围 在制作好的石膏无牙颌模型上，用红色铅笔分别在上下颌石膏工作模上画出义齿基托的伸展范围。唇颊侧边缘线位于前庭沟黏膜转折处，下颌舌侧到达口底黏膜转折处，避让系带，不压迫口底。上颌后缘位于翼上颌切迹和腭小凹后2mm。下颌后缘盖过磨牙后垫的1/2～2/3。

2. 制作后堤区

（1）对后堤区的要求：在模型上做一条凹陷的后堤沟。后堤沟各段宽窄、深浅不同，在腭中缝及两侧翼上颌切迹区浅而窄，从腭中缝区向两侧及从翼颌切迹向中逐渐加宽加深。

（2）制作方法：从腭小凹后约2mm到两侧翼上颌切迹，用铅笔画一线，作为后堤区的后界。然后用蜡刀沿后缘线刻入模型，刻入深度为：腭中缝两侧区1.5mm左右，翼上颌切迹区1mm左右，腭中缝区0.5mm左右。然后按不同部位不同的宽度（腭中缝处约2mm，两侧上颌切迹处宽约1mm，在两处之间的区域宽4～5mm），以后界为最深处，向前逐渐变浅，刻成斜坡状。

3. 制作基托

（1）要求

1）基托必须与模型完全贴合，表面光滑平整，厚度约1.5～2mm。

2）边缘长短要求与将来完成的基托要求相同，边缘区形态应圆滑而略厚。

3）蜡基托容易变形，应埋入加强金属丝。

（2）制作蜡基托方法

1）画好基托线，制备好上颌后堤区后，将上下无牙颌模型放入水中，浸透后取出，用小毛巾吸去浮水。

2）将烘软的蜡片放在模型上，轻压使之与模型完全贴合。上颌应从腭侧开始，下颌应从舌侧开始压向唇、颊侧。

3）用蜡刀或剪刀沿基托线修去多余部分，用蜡匙烫光边缘。

4）取金属丝用平钳弯制加强丝。上颌加强丝横跨腭中部，两末端超出牙槽嵴顶。下颌放在牙槽嵴的舌侧。

5）将弯好的加强丝烘热后按上述要求压入蜡基托内，喷光蜡基托表面。

4. 检查蜡基托 检查基托边缘的伸展度是否足够，边缘是否密合，用食指轮流加压左右牙槽嵴处的基托，检查是否有翘动，固位稳定情况。在临床上，此步骤是将蜡基托从石膏模型上取下并打湿，戴入患者口内检查，如果发现基托不密合应查出原因并设法改正，必要时应重取印模。

5. 制作蜡𬌗堤

（1）形成上颌𬌗堤及𬌗平面：按上颌弓的长度取一块基托蜡，烤软并对折成宽约7mm，厚10mm的方形蜡条，弯曲成与上牙弓一致的弧形置于牙槽嵴顶的基托上，用蜡刀烫合下边缘，使之与基托紧密贴合。趁𬌗堤尚软的时候，置于玻璃板上轻压，从而形成从前略微斜向后上方的平面。然后戴入仿头模，用𬌗平面板检查𬌗平面。要求𬌗平面前部与左右瞳孔线相平行，并在正常上唇下缘显露约2mm；后牙𬌗平面从侧方观察应与耳屏鼻翼线平行，且两侧高度一致。若达不到上述要求，可酌情增减𬌗平面高度直至符合。高度：前部为7～

8mm、后部为 5～6mm。修整殆堤宽度，前牙区为 6mm，后牙区为 8～10mm。

（2）下颌殆堤：在确定颌位关系时制作。

【注意事项】

1. 烤软蜡片时，应将受热面朝向术者，并与水平面成 45°角，以便观察加热情况。
2. 注意检查基托和模型的密合情况。
3. 注意实验操作时应紧密联系临床实际。

【思考题】

1. 何谓全口义齿的后堤区？如何制作？
2. 制作后堤区的意义是什么？是否所有患者均要制作后堤区？

【评分表】

评分项目	内容	分数	得分
操作前准备	制作无牙颌模型	10	
操作过程	无牙颌模型	10	
	基托范围	10	
	基托形态	20	
	后堤区	10	
	蜡殆堤	20	
评价	操作规范	10	
	操作效果	10	
总分		100	

（李　娜）

实验二 全口义齿的制作——确定、转移颌位关系

【实验内容】

在上、下无牙颌工作模型上制作蜡基托及蜡𬌗堤。

【目的和要求】

1. 掌握垂直距离的确定和校正方法。
2. 掌握水平关系的确定和校正方法。

【实验用品】

仿头模、工作模型、成品无牙颌蜡堤、基托蜡片、蜡条（放在烤箱中烤软备用）、酒精灯、蜡刀、工作刀、（电）蜡勺、韩氏𬌗架（半可调节𬌗架）、垂直距离测量尺、橡皮碗、调拌刀、石膏、抗膨胀液（4% K_2SO_4 和少量硼砂的溶液）等。

【实验步骤和方法】

1. 求垂直距离 在仿头模上可以是以成品无牙颌蜡堤（图2-3）戴入后的垂直距离作为蜡𬌗托的垂直距离。

实际情况下求垂直关系时，系将上颌𬌗托戴入口内，嘱患者自然闭口，在息止颌位时，用垂直距离尺测量从鼻底至颏下点的距离。然后用此距离减去2~4mm的息止颌间隙值，则可以得出患者的垂直距离。

2. 形成下𬌗堤 其制作方法同上颌，但高度应视颌间间隙的大小而定。

3. 咬蜡𬌗法确定颌位关系 实验中是使仿头模的髁突处于CR位时咬合，直至确定的垂直高度为止。若垂直距离过高或过低，可取下𬌗托回置于石膏模型上，用平面板烫低𬌗堤或用软蜡条加高𬌗堤后再行咬合，直至垂直距离正确。咬好蜡𬌗后，用雕刀划出上下颌堤的中线（与面中线一致）以及口角线，在两侧后牙区再各画一条线以辅助定位。临床上水平关系也可用口内或口外哥特氏弓的方法确定。

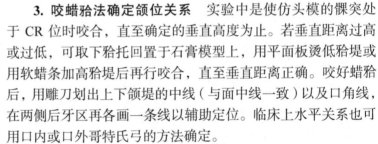

图2-3 成品无牙颌蜡堤

在实际情况下，趁下𬌗堤尚软时，将下𬌗托戴入口内，嘱患者做吞咽动作，或卷舌向后上接触软硬腭交界处时闭口，使下颌处于正中𬌗位或正中关系位时咬住上下𬌗堤，用垂直距离尺控制鼻底至颏下点的距离，嘱患者慢慢用力咬合，直至与先前测定的垂直距离相符时为止。

4. 校正垂直距离 从仿头模上取出上下𬌗托戴回模型上，冷水冲洗使蜡硬固。用雕刀修去下𬌗堤颊舌侧多余的蜡，或用牙合平面成型板烫平下牙合堤牙合面，以保证上下𬌗堤之间的活动无阻碍。再戴入仿头模上，反复测量垂直距离是否正确。

临床可观察息止状况时上下𬌗堤之间有无息止𬌗间隙及其大小是否合适，当上下𬌗堤之间有2~4mm间隙时表明垂直距离正确，否则应酌情增减𬌗堤高度直至正确。

5. 校正水平关系 仿头模上如反复多次咬合时，上下颌𬌗堤上的中线、口角线、后牙

区的辅助定位线均对准则说明关系正确。

临床上嘱患者做吞咽动作，或卷舌向后上接触软硬腭交界处时咬合，反复多次，若每次闭口时上下颌蜡堤上的中线、口角线、后牙区的辅助定位线均对准，同时用双手扪双侧颞肌动度，也可在外耳道内用双手小指扪髁突的动度，若双侧有明显动度且一致，说明水平关系正确。

6. 固定颌位关系　临床上，嘱患者对镜观察，了解垂直距离和面部的协调性是否和拔牙前一致，上下唇突度是否正确。嘱患者微笑，在上下颌蜡堤的唇面分别划出唇高线和唇低线。然后嘱患者在正中关系位咬合，先用雕刀插入上下颌磨牙区蜡堤内，上下颊舌向撬动，观察咬合是否稳定紧密。若稳定不动且咬合紧密，则用热蜡刀将上下牙合堤粘合到一起，或采用钢丝弯制的"U"形针加热后插入上下蜡堤固定。

在仿头模上操作时，因无法进行上述检查，直接固定上下牙蜡堤关系。待蜡冷却后，将上下蜡托整体从口内取出，冷水冲洗后戴回模型上。

7. 转移颌位关系至𬌗架上

（1）检查𬌗架：

1）正中锁能锁紧。锁紧后，髁轴在髁导中央，上颌体不得前后左右移动。

2）切导针应在切导盘中央。当切导盘转动时，切针应不受影响，针的上刻线应与上颌体的上缘平齐。

3）扭紧架环固定螺钉后，上下架环与上下颌体密合，无松动现象。

4）打开正中锁后可作侧向和前伸运动。

5）髁导斜度固定在25°，侧向髁导固定在15°。

（2）上𬌗架

1）将𬌗架平放于台面上，手持𬌗托模型，置于𬌗架上比试，估计用于固定模型的石膏用量。然后用水浸湿石膏模型，打开上颌体。

2）取适量抗膨胀液，加入石膏粉，调匀后，先取少量充满下𬌗架环孔，并适量堆放于其上。继而将固定好的上下模型放在石膏上。

3）闭合上颌体，调整模型的位置，使𬌗堤平面的前缘与切针的下刻线平齐。中线对准切针，𬌗堤平面左右对称，后部微向后上倾斜。

4）将多余的石膏涂抹于下颌模型边缘与架环之间，加以固定，并用水抹光。

5）打开上颌体，再调拌适量石膏，置于上颌模型的底座上，闭合上颌体，使石膏从架环孔挤出，刮平。将多余石膏涂抹于上颌模型底座的侧面与架环之间，固定模型与上颌架环上。

6）在石膏初凝前，除去多余的石膏。石膏凝固后，将𬌗架洗干净。

【**注意事项**】

1. 石膏的量不可过多，稀稠度要合适，固定下颌模型时要略稠，以便于操作。

2. 模型务必固定于正确位置，如中线不能偏斜；两侧𬌗平面应在同一水平面上，不得左右倾斜；前后左右位置应以架环为中心。

3. 咬蜡𬌗时，下颌堤的蜡须较软且两侧一致，否则用力咬合时容易导致下颌水平移位，水平关系错误，而且基托也有可能变形。

4. 本实验所述垂直距离和水平关系的确定是通过直接咬蜡𬌗法同时求得，实际操作中也可以先确定垂直距离，然后再确定水平关系。

5. 在临床实际测量垂直距离时，由于鼻底及颏下软组织随肌肉收缩有一定的动度和可让性，每次垂直距离尺测量的位置和方法应具有重复性，才能保证垂直关系正确。另外，鼻底、颏前标记点，用量角规记录垂直距离的方法，也可采用。

6. 用热蜡刀或"U"形针固定颌位关系时，应用手指充分撑开患者口唇，以防止烫伤。

7. 保持工作台面与𬌗架的整洁。

【思考题】

1. 如何保证正确地转移无牙颌的颌位关系？

2. 比较𬌗架与人体解剖结构并简述其异同点。

【评分表】

评分项目	内容	分数	得分
操作前准备	认识𬌗架	10	
操作过程	确定垂直距离	10	
	下𬌗堤	10	
	咬蜡𬌗	10	
	校正垂直距离	10	
	校正水平关系	10	
	固定颌位关系	10	
	上𬌗架	10	
评价	操作规范	10	
	操作效果	10	
总分		100	

（李　娜）

实验三　后牙邻𬌗金属嵌体的制作

【实验内容】

1. 在仿头模的实验牙列模型上进行下颌第一磨牙（36）近中邻𬌗铸造金属嵌体的牙体预备。

2. 直接法制作嵌体蜡型。

【目的和要求】

1. 加深对嵌体设计基本原理的理解。

2. 掌握后牙邻𬌗嵌体牙体预备的方法和步骤，尤其要掌握其窝洞的特征。

3. 掌握直接法制作嵌体蜡型的方法和步骤。

【实验用品】

仿头模、装有下颌第一磨牙（36）的石膏模型或全口标准牙列模型、口镜、镊子、探针、单面砂片、夹石针、裂钻、干棉球、75%乙醇、牙胶、蜡刀、成型片、成型片夹、液体石蜡、嵌体蜡、细铜丝、嵌体蜡。

【实验步骤和方法】

1. 准备　将石膏模型固定于仿头模上，安装手机，调整医师椅位，调整仿头模为下颌治疗位，医生位于仿头模右后方。

2. 牙体预备　在仿头模的石膏模型 36 上，设计近中邻𬌗嵌体牙体预备的部位和范围。

（1）邻面片切

1）操作：用单面砂片在 36 的近中边缘嵴内 1mm 处，由𬌗面向龈端片切。

2）要求：①砂片光面朝向邻牙；②砂片面与牙体长轴平行或略向牙体长轴内聚 2°～5°；③片切面龈端到达龈沟内 0.5mm，颊舌向到达自洁区，砂片可作颊舌向移动，不可作近远中向移动；④片切面龈端切忌形成倒凹和肩台。

（2）邻面窝洞预备

1）操作：用 700 号裂钻在片切面中央，沿牙长轴方向从𬌗缘至片切面龈缘上 1mm 范围内向远中磨出一条 1mm 深的沟，然后向颊舌向扩展，形成小箱状洞形。

2）要求：①颊、舌轴壁与牙长轴平行或向外展 2°～5°；②髓轴壁应避开髓腔，并与髓腔形态一致，与牙长轴平行或向牙长轴内聚 2°～5°；③龈壁应底平且与髓轴壁垂直；④颊、舌向应扩展至自洁区。

（3）𬌗面窝洞预备

1）用 700 号短柄裂钻去除所有龋坏和无基釉，并做成箱状洞形，然后做预防性扩展；𬌗面洞型与邻面洞型相连，形成鸠尾。

2）要求：①各轴壁应外展 2°～5°；②洞型深度一般为 2～3mm，洞底髓壁要平且与轴壁相交成 90°；③窝洞外形弯转处应圆滑，不能有锐角；④点角、线角清楚；⑤鸠尾峡部的宽度一般为𬌗面颊舌径的 1/3～1/2。

（4）洞缘小斜面的预备

1）操作：用柱形砂石在洞面角处预备成与洞壁成 45°的洞缘小斜面；髓轴角也预备

成 45°的斜面。

2）要求：①斜面应在𬌗面釉质的 1/2 处；②预备髓轴角时应避免穿髓。

3. 牙体预备后，清洗窝洞，隔湿、消毒、吹干。

4. 直接法制作嵌体蜡型

（1）放置成型片

1）操作：去除窝洞内的暂封材料，将一合适的成型片，插入近中间隙，以成型片夹和木楔固定。

2）要求：①注意外展隙和邻间隙的形态；②木楔的力度大小合适；③避免成型片损伤牙龈。

（2）制作蜡型

1）操作：在窝洞的洞壁、成型片的内壁和对颌牙的𬌗面涂一薄层液体石蜡；将适量的嵌体蜡均匀烤软后压入窝洞，使之充满窝洞，待蜡凝固后放开成型片并抽出，初步雕刻𬌗面形态；将一细铜丝弯成"U"形，加热后由𬌗面插入蜡型，注意不要穿透蜡型，待蜡硬固后，顺着就位道的反方向取出蜡型，检查蜡型的完整性；修整蜡型的邻面组织面和邻面至合适；以热的蜡刀烫软蜡型合面，取铜丝后，然后作正中和非正中咬合，并修整𬌗面的形态。

2）要求：①正确恢复患牙的解剖形态，边缘密合无缺损；②正确形成𬌗龈向间隙及颊舌外展隙；③良好的咬合及邻接关系；④组织面完整，点角、线角清晰无皱纹；⑤表面光滑。

（3）取出蜡型

1）操作：将"U"形细铜丝略加热，从𬌗面插入蜡型，待蜡型硬固后，取出蜡型置于干棉球上；用加热了的镊子夹住细铜丝，待铜丝周围的蜡软化后抽出细铜丝；把针眼烫平；在蜡型邻面接触区加一薄层蜡，以补偿铸件磨光时的损失。

2）要求：①"U"形细铜丝的宽度依蜡型大小来定；②"U"形细铜丝的插入和取出时加热应适当。

5. 清洗窝洞，隔湿、消毒、吹干，并用牙胶暂封。

【注意事项】

1. 牙体预备支点要稳妥，用力要适当，保护好颊、舌、龈等组织。

2. 临床窝洞制备时，要采用间歇磨切的手法及水冷降温。

3. 牙体预备支点要稳妥，用力要适当，保护好颊、舌、龈等组织。

4. 临床窝洞制备时，要采用间歇磨切的手法及水冷降温。

【思考题】

1. 分析嵌体牙体预备与充填Ⅱ类洞的区别。

2. 在嵌体牙体预备中用到了哪些固位形？

【评分表】

评分项目	内容	分数	得分
操作前准备	仿头模体位	5	
	医师体位	5	

续表

评分项目	内容	分数	得分
操作过程	邻面片切	10	
	邻面窝洞	10	
	殆面窝洞	10	
	洞缘小斜面	10	
	清洗窝洞，隔湿、消毒	10	
	放置成型片	10	
	制作蜡型	10	
评价	操作规范	10	
	操作效果	10	
总分		100	

（聂红兵）

实验四　简单桩冠及桩核蜡型制作

【实验内容】
1. 仿头模上完成桩冠的牙体预备及简单桩冠制作。
2. 示教前牙铸造桩核、桩冠的牙体预备及铸造桩核蜡型的制作。

【目的和要求】
1. 掌握简单桩冠的制作步骤和方法。
2. 通过牙体预备，掌握牙体预备的步骤和要点。
3. 掌握粘固桩冠的方法。

【实验用品】
仿头模、装有上颌前牙离体牙的石膏模型（已预先埋入石膏模型内，并进行根管治疗后）、技工电机、轮形石、刀边石、701号长柄裂钻、长柄球钻、前牙X线片、咬殆纸、砂纸圈、液体石蜡、酒精灯、气枪、成品塑料牙面、22号不锈钢丝、长鼻钳、切断钳、小酒杯、牙色自凝塑料及牙托水、磷酸锌粘固材料等。

【实验步骤和方法】
1. 简单桩冠制作（图2-4）　将装有进行过根管治疗的上颌前牙离体牙或树脂根管的石膏模型，安装在仿头模上，调整仿头模和医师体位。

（1）残冠切除：用刀边石，从残冠唇面颈1/3处相当于与牙龈乳头顶平齐处横断牙冠保留根面牙体组织。

（2）根面预备，用轮形石将根面预备成唇舌两个斜面，使两斜面相交的近远中嵴通过根管中央，唇斜面应磨成凹斜面，边缘位于龈下0.5mm，可作肩台，舌斜面平齐龈缘。

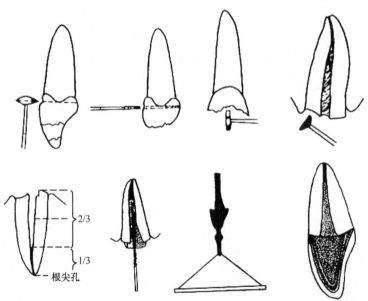

图2-4　简单桩冠制作过程

（3）根管预备：参照 X 线牙片，了解牙根的形态和根管充填的情况，用烧热的探针顺根管方向去除部分根管内充填物，用长柄球钻、长柄裂钻顺根管壁适当修整根管，使根管预备的宽度不超过根径的 1/3。根管预备的深度不超过根长的 2/3～3/4，以保持良好的根尖封闭，使根管平直光滑无倒凹，无台阶。由根管口至根端逐渐变细，与牙根外形一致，根管口可作一定固位型。

（4）冠桩的弯制：用日月钳将 22 号不锈钢丝（0.7mm）中间弯曲成孔径为 2～3mm 的环形固定部（宽度约为近远中间隙的 1/3～1/2）然后用长鼻钳夹持固位部，将钢丝两端互相扭结成螺旋状，按照根管预备的形态修整，试合冠桩，使金属冠桩的长度、直径和根管相适合。也可用粗钢丝制作。冠桩的长度应大于或等于同名牙冠的长度。露在根管口外的球形固位部，唇面应不影响牙面排列，且不显露金属，舌面不影响咬合，且有足够的塑胶厚度，一般要求在牙冠切龈向中 1/3 处，唇舌向中 1/3 处为宜。

（5）选成品牙面，用自凝塑料一次完成桩冠。选择和天然邻牙颜色、大小、形态相协调的塑料牙面，磨改牙面盖嵴部和舌面，使牙面盖嵴部和根面的唇斜面密合，颈缘伸至龈下 0.5mm。根据冠桩固位部的形态、方向，排列牙面在正常位置，使之与邻牙外形协调。

（6）粘接牙面：调和牙色自凝塑料，使其自然聚合。用单体溶胀成品牙面的舌侧面备用。当自凝塑料聚合至丝状期时，用调拌刀挑少量塑料放在冠桩固位部和成品牙面之舌侧，固定牙面在冠桩唇面正常位置，用浸有单体的小棉球从舌面加压成型，再用小雕刀修整颈缘和外展隙外形，去除多余的塑料。用对𬌗模型作正中咬合，形成舌侧厚度的印迹，固定牙面位置并使其完全固化。

（7）调改咬合并恢复正常解剖形态：脱下桩冠，根据咬合印迹和解剖形态的要求修整外形，使之符合以下要求：①舌面有正确的解剖外形且有较宽的邻间隙；②舌面有一定厚度的塑料；③在正中咬合和非正中咬合时均无早接触点；④有良好的邻接关系和适合的龈缘形态；⑤桩冠唇面牙面的突度、外形和邻牙协调自然；⑥良好的边缘适合性。

（8）临床上桩冠的粘固：①用纱球隔湿后消毒根管，吹干根管；②用 75% 的乙醇消毒桩冠，吹干备用；③调拌磷酸锌粘固剂，用探针涂少量粘固剂在根管壁及金属桩上，然后将桩冠插入根管内，用小木棒垫纱团轻击就位，加压咬合固定；④粘固剂固化后修整龈缘多余的粘固剂。

2. 示教铸造桩核蜡型的制作

（1）牙体预备应尽可能保留健康的牙体组织，根管预备后其截面不应为圆形，应与牙根外形基本一致，其余要求同前。

（2）在根管内涂部液体石蜡作为分离剂。准备一枚大头针（或 3mm 左右的钢丝），在尖端区约 10mm 范围磨几条横向的凹道以粗化表面，增加与蜡型的结合力。

（3）用一合适直径的圆铸道蜡条在酒精灯上烤软并形成锥状，插入根管内，然后用烧热的探针插入根管熔化根管内的蜡，使之与根管壁贴合。

（4）将大头针烧热插入根冠，待蜡冷却后连同蜡型和大头针一起取出根桩蜡型，检查其完整性。

（5）再将根桩就位于根管内，然后用铸造蜡滴出核的蜡型，核的外形与经过预备后的牙体外形相似。检查核的轴向、唇舌及近远中位置、长度，以及与对𬌗牙的咬合间隙。

（6）取出蜡型，用铸造蜡制作铸道，准备包埋。如果暂时不包埋，则应放于冷水内保存。

3. 观看桩冠及桩核冠 VCD 教学片。

【注意事项】

1. 预备根面时，注意不要损伤牙龈。

2. 预备根管时，严防侧穿根管壁。根管形态不要预备成圆形，以增加桩的抗旋转性。如果采用的是成品桩，其截面一般为圆形，根管预备应采用与桩相配套的根管预备钻针进行。

3. 如果采用的是铸造桩核，那么尽量保留可以保留的健康牙体组织，以增加强度、桩的固位、改善冠根比。

4. 抛光时，注意不要破坏牙面自然外形和光洁度。

5. 粘固桩冠时，根管内粘固剂不宜过多，以免影响桩冠完全就位。

【思考题】

1. 在桩冠修复时如何避免根管侧穿？如发生将怎样处理？

2. 试述桩冠牙体预备的方法、步骤及要求。

【评分表】

评分项目	内容	分数	得分
操作前准备	仿头模体位	5	
	医师体位	5	
操作过程	残冠切除	10	
	根面预备	10	
	根管预备	10	
	冠桩的弯制	10	
	完成桩冠	10	
	粘接牙面	10	
	调改咬合	10	
评价	操作规范	10	
	操作效果	10	
总分		100	

（聂红兵）

实验五　前牙金属烤瓷冠制作牙体预备及塑料冠制作

【实验内容】

仿头模上进行前牙牙体预备。

【目的和要求】

1. 掌握牙体预备的基本要求。
2. 熟悉预备牙体边缘形态、种类和位置。
3. 掌握前后牙牙体预备的方法步骤及钻针的使用。

【实验用品】

仿头模、装有树脂牙上颌前牙（11）的石膏模型、检查盘一套、牙体预备钻针一套等。

【实验步骤和方法】

1. 牙体预备（图 2-5）　将装有上颌前牙的石膏模型，安装在仿头模上，调整仿头模和医师体位。

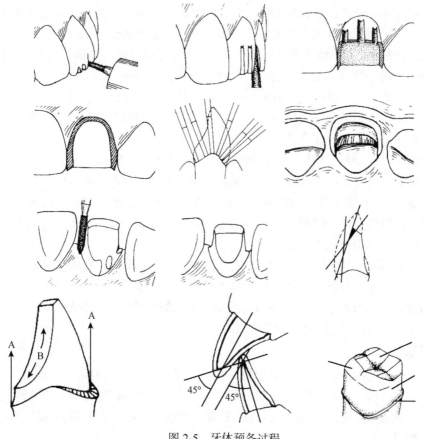

图 2-5　牙体预备过程

（1）切缘的磨除：在切缘与长轴成 45° 角度方向上，做 1.5～2mm 深度的三条引导沟（根据切缘透明层长度可稍增加，但不超过 2.5mm）。邻面留少许以防伤及邻牙。

(2) 唇面的形成：分切和颈 1/2 两个斜面。做 3 条 1.2mm 的引导沟，按引导沟磨除切缘牙体组织，邻面留少许以防伤及邻牙。

(3) 邻接面形成：沿唇面向邻面移行，磨除 1.2mm，转角圆钝，切忌形成倒凹，形成 2°～5° 的聚合度。

(4) 排龈缩龈处理：牙龈下形成之前，用排龈线将牙龈排开，牙龈如受损易致牙龈萎缩。

(5) 颈部肩台形成：唇面及邻面唇 1/2 形成 0.7～1.0mm 的龈下肩台。

(6) 舌侧边缘形成：邻面舌 1/2 及舌侧形成羽状边缘，舌隆突以下形成轴面。

(7) 舌面的形成：舌面磨除面为凹形，无瓷覆盖区磨除量 0.5～0.7mm。

(8) 唇切 1/4 再形成。

(9) 研磨精修：表面磨光，边缘线清楚，准备取模。

2. 塑料临时冠制作

(1) 选择和调磨成品塑料牙面：选择颜色、大小、形态适宜的塑料牙面，磨改舌面及盖嵴部，使之与天然牙相协调。舌面用塑料单体溶胀。

(2) 制备预备体印模和模型，然后在模型预备体表面涂布一层藻酸钠分离剂或凡士林，用气枪吹薄。

(3) 粘接牙面：调拌白色自凝塑料，到达丝状期时，用调拌刀挑少量置于牙面舌侧，然后将牙面就位于预备体唇面，校正位置。另挑少许置于预备体舌侧，用浸有单体的棉签或小棉球从舌面稍加压，修整成型舌面外形，并用小雕刀蘸单体后修整颈缘及外展隙外形，去除多余塑料。用对颌模型做正中咬合，形成舌侧厚度的印迹。

(4) 外形修整：塑料固化后，取出临时冠修整其外形。注意边缘的位置、厚度、适合性、邻接关系、咬合关系及牙冠解剖外形特点等。最后完成临时冠的打磨抛光。

(5) 塑料临时冠其他制作方法

1) 备牙前先取印模，牙体预备完成并制取工作印模后，在预备牙的表面及牙龈涂布液体石蜡；将适量的处于拉丝期后期的自凝造牙粉放入备牙前取的印模内（只在预备牙的相应部位放置），然后将印模放入口内就位；待塑料凝固后，取下打磨、抛光、粘固。此法简单适用，外形恢复好，但用于前牙颜色美观欠佳。若邻牙倒凹明显应先用丁香油水门汀消除后进行，否则塑料冠不易取下。

2) 牙体预备完成后，取印模，常规灌注石膏模型，在模型上制作塑料冠。此方法有充足的时间进行操作，另外，适用于口内操作对塑料单体敏感者。

3. 常规制取工作印模，并用超硬石膏灌制。要求肩台清晰，无缺陷。

4. 塑料临时冠用丁香油水门汀粘固。

【注意事项】

1. 调整好患者和医师的体位，正确使用器械，尽可能有稳定的力点和支点。

2. 临床上，应拍片了解髓腔情况，充分麻醉，水雾冷却，间断磨除，防止穿髓和损伤牙龈。

3. 前牙舌隆突以下应为一短的轴面，后牙𬌗面不能磨成平面，尽量保持圆缓的原有沟嵴形。

【思考题】

1. 金属烤瓷全冠牙体预备时为什么要在颈缘处预备出肩台？

2. 金属烤瓷全冠的适应证和禁忌证是什么？

3. 前牙金属烤瓷全冠的肩台有几种设计形式？

【评分表】

评分项目	内容	分数	得分
操作前准备	仿头模体位	5	
	医师体位	5	
操作过程	切缘的磨除	10	
	唇面的形成	10	
	邻面的形成	10	
	排龈	5	
	颈部肩台	10	
	舌侧边缘形成	10	
	舌面形成	10	
	研磨精修	5	
	临时冠制作方法	5	
	临时冠形态	5	
评价	操作规范	5	
	操作效果	5	
总分		100	

（聂红兵）

实验六　后牙铸造固定桥的制作牙体预备、取印模和灌注模型

【实验内容】
1. 在仿头模的实验牙列模型上进行基牙 45、47 的牙体预备。
2. 用藻酸盐印模材料取模，然后用超硬石膏灌注模型。

【目的和要求】
1. 加深对固定桥适应证和设计原则的理解。
2. 掌握固位体（铸造金属全冠）牙体预备的方法和步骤。

【实验用品】
仿头模、46 缺失的石膏模型、藻酸盐印模材料、牙体预备钻针、石膏等。

【实验步骤和方法】
将缺牙石膏模型安装在仿头模上，调整仿头模和医师体位。
1. 设计　46 缺失，以 45、47 为基牙，用铸造金属全冠作为固位体进行双端固定桥修复。
2. 基牙牙体预备　先预备 47，然后预备 45。
（1）颊舌面预备：基本方法同实验"前牙烤瓷熔附金属全冠的制作"，用柱形砂石从颊（舌）外形高点开始，沿近远中向来回磨除，以去除倒凹，并将外形高点降至龈缘处，并预备出修复体所需的间隙（≥0.5mm）。
1）在咬合功能部位要磨除足够的牙体组织，以保证正中𬌗、非正中𬌗位时与对颌牙间均有修复体所需的间隙。
2）除磨除倒凹外，颊舌面还要磨除一定量的牙体组织，使修复体的周径接近正常牙的周径。
3）颊面龈 1/3、舌面应与就位道平行，也可略向𬌗方聚合 2°～5°。
（2）邻面预备：将安全单面切盘或砂片置于𬌗边缘嵴上，向龈端方向片切（片切远中面时可用杯形砂片，凸面紧贴基牙邻面）。
1）切除量要以邻接关系及 45、47 近远中面的形态来确定，即邻面要完全消除倒凹，并预备出 0.3mm 的修复间隙。
2）片切时应与就位道方向一致，也可略向合方聚合 2°～5°。片切到龈缘时可略做颊舌向移动，切忌向近远中向移动。
（3）𬌗面预备：刃状砂石沿𬌗面发育沟预备出 0.3～0.5mm 的沟槽，然后用轮状砂石从发育沟深处向牙尖方向顺着牙尖斜面均匀磨除一层，以保证在正中𬌗、非正中𬌗位时与对颌牙间存着 0.3～0.5mm 的间隙。
1）要保留𬌗面原有的解剖形态与牙尖位置，防止将𬌗面磨成平面。
2）𬌗面间隙检查的方法有 3 种。①咬合纸法：用三层咬合纸置于𬌗面上，在咬合状态下能较顺利抽出，表示符合要求。②咬蜡片法：将红蜡片在酒精灯上均匀烤软后置于预备𬌗面上，做正中及非正中咬合，待蜡片冷却后取出，检查蜡片的厚度即为牙合面间隙。③目测法：肉眼观察。
（4）颈部肩台预备：用火焰状或 135°角的金刚砂车针在龈下 0.5mm 处沿牙颈部均匀

地磨切,形成宽为 0.5~0.8mm,呈凹形或带斜面的肩台,要求各轴面肩台连续一致,且平滑而无锐边。

(5)精修完成

1)检查各预备面是否符合要求,如不符合,应予以修改。

2)修整两基牙,使两个基牙的轴面相互平行以取得共同就位道。

3)用粒度小的金刚砂车针将轴面角、边缘嵴处的残角磨圆钝。

4)用磨光车针将预备后的牙面磨光滑。

5)取印模、灌注石膏模型。

【注意事项】

取印模后,应制作临时自凝塑料冠,以氧化锌丁香酚粘固剂暂时粘固,来保护预备牙。

【思考题】

1. 试述如何选择固定桥基牙?

2. 固定桥固位体基牙预备与单冠修复体的牙体预备有何不同?

3. 试比较后牙铸造金属全冠与锤造金属全冠牙体预备的异同点。

4. 试述固定桥固位体的类型有哪几种?

【评分表】

评分项目	内容	分数	得分
操作前准备	仿头模体位	10	
	医师体位	10	
操作过程	颊舌面预备	10	
	邻面预备	10	
	𬌗面预备	10	
	颈部肩台	10	
	精修	10	
	临时冠	10	
评价	操作规范	10	
	操作效果	10	
总分		100	

(聂红兵)

第三部分　口腔颌面外科学

实验一　口腔颌面部局部麻醉——上牙槽后神经阻滞麻醉

【实验内容】

1. 结合头颅标本与学生一起复习有关麻醉的解剖特点，了解三叉神经的分布，然后复习各种局部麻醉方法。
2. 在仿头模上示教上牙槽后神经阻滞麻醉的方法和步骤。
3. 同学在仿头模上练习上牙槽后神经阻滞麻醉。
4. 同学互相注射上牙槽后神经阻滞麻醉。

【目的和要求】

1. 在熟悉解剖的基础上，了解口腔内局部麻醉注射的一般原则。
2. 熟悉口腔各种局部麻醉的方法和步骤。
3. 初步掌握上牙槽后神经阻滞麻醉方法。

【实验用品】

头颅标本、仿头模、带蜂鸣器的阻滞麻醉实习模型、注射器、75%乙醇、1%碘伏（聚维酮碘）、一次性治疗盘等局部麻醉必备的所有药品及器械。

【实验步骤和方法】

1. 结合头颅标本讲授并示教各种局部麻醉方法

（1）讲授头颅标本的解剖结构，如圆孔、卵圆孔、腭大孔、切牙孔、眶下孔、颏孔、下颌小舌、下颌孔、上颌结节等解剖部位。

（2）在上述基础上重点讲授解剖结构与局部麻醉的关系，培养同学形象记忆的方法。

（3）总结局部麻醉的各种方法及其并发症的防治。

2. 讲解局部麻醉方法和步骤

（1）局部麻醉前的准备工作

1）接待病员。

2）收看病卡及核对姓名、年龄和麻醉的牙位，有无过敏史。详细询问患者过去注射麻醉药后有无反应，有无高血压、心脏病、糖尿病等情况，从而确定有无麻醉和拔牙的禁忌证。

3）患者的准备：在注射麻醉药前，首先消除患者的恐惧心理，使在注射麻醉药时能与医师更好的合作；其次说明麻醉剂注射后的异常感觉，局部麻醉只能消除痛觉，而其他感觉仍然存在。患者坐在治疗椅上，调节头位、椅位、灯光，麻醉上颌牙时，一般上颌平面与地平面呈 45º，麻醉下颌牙时，患者大张口，下颌平面与地平面平行。椅位高度调节至术者的肘关节水平。患者如戴眼镜或义齿，应先取下。

4）请患者漱口。

5）铺小方巾。

6）关掉灯光。

7）自行或请护士准备好麻醉药物及器械，将器械放在无菌托盘内。

8）术者指甲过长者先行修剪，手指上不可戴戒指及涂指甲油。

9）卷起衣袖至腕关节上约5cm，脱下手表。洗刷泡手或带上无菌手套。

（2）局部麻醉的操作步骤

1）请护士协助打开灯光。

2）请患者张口，再次核对需麻醉的牙。

3）核对麻醉药物，确定麻醉方法，检查注射针头质量及麻醉药物是否含有杂质或变色。

4）用干棉球或纱布揩干注射部位，然后用1%的碘酊消毒进针部位。包括前后1或2颗牙齿。注意棉签上不要蘸取过多的碘酊，以免流到口腔他处，使患者感到不适。消毒注射点后，左手应维持唇颊张开，立即注射，否则刺入点易被黏液和唾液污染。

5）按正确的麻醉方法注射麻醉药物，注射前应排除针筒内的气泡。常用握笔式握持注射器，以便于不换手而能抽空针活塞。注射时注意勿使针头碰到牙齿及唇、颊、舌等未消毒的地方，以免污染。进针刺入黏膜时要快，这样可减轻疼痛；达到黏膜下后进针应慢，避免急剧动作，沿着骨膜表面推进，一般不应穿刺到骨膜下（图3-1、图3-2）；为减少疼痛可在注射过程中不断注入少量麻醉药。后在回抽无血的情况下边注射边观察患者面色，注射速度应缓慢，不宜太快。

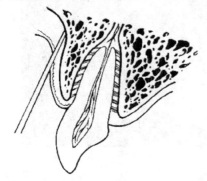 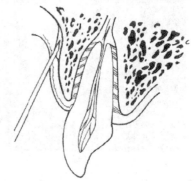

图3-1 骨膜上浸润麻醉时注射针的位置　　图3-2 骨膜下浸润麻醉时所致的黏骨膜分离

上牙槽后神经阻滞麻醉（口内法）又称上颌结节注射法（图3-3），一般以上颌第二磨牙远中颊侧根部口腔前庭沟作进针点；在上颌第二磨牙尚未萌出的儿童，则以第一磨牙的远中颊侧根部的前庭沟作为进针点；在上颌磨牙已缺失的患者，则以颧牙槽嵴部的前庭沟为进针点。注射时，患者采取坐位，头微后仰，上颌牙𬌗平面与地面成45°，半张口，注射针与上颌牙的长轴成40°，向上后内方刺入；进针时针尖沿着上颌结节弧形表面滑动，深约2cm。回抽无血，即可注入麻醉药液1.5~2ml。注意注射不宜过深，以免刺破上颌结节后方的翼静脉丛引起血肿。

麻醉区域及效果：除第一磨牙颊侧近中根外的同侧磨牙、牙槽突及其相应的颊侧软组织，5~10min显效，此时探针刺牙龈组织应无痛觉。

6）注射完毕，请护士关掉灯光，并立即询问患者是否有不适，等待麻醉显效，并应随时注意观察患者有无晕厥等麻醉并发症，如出现晕厥反应立即放平椅位，松解衣领，并做其他的抢救措施。

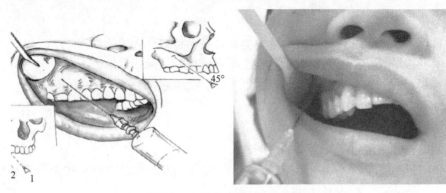

图 3-3 上牙槽后神经阻滞麻醉

7)麻醉显效检查:刺激患者的牙龈无疼痛感或下唇、舌体有麻木感。麻醉范围的检查一般用钝头器械压迫黏膜,然后观察患者的反应,最好不要问患者痛不痛。注射后要询问患者的感觉(麻木、发肿、蚁走感等)及这些感觉发生的时间,最好检查麻醉的范围,这样可以检查注射是否正确。

3. 仿头模练习上牙槽后神经阻滞麻醉

(1)认识和安装阻滞麻醉实习模型(图 3-4)

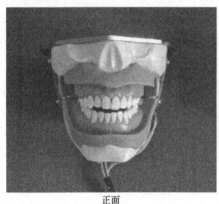
正面

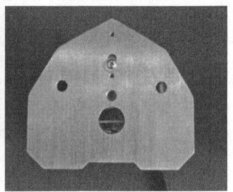
顶部

图 3-4 麻醉模型

麻醉实习模型由本体和顶部金属连接板组成(图 3-4),通过金属连接板可以与仿头模连接。模型的牙龈下方有传感器(图 3-5),当麻醉针头刺入牙龈下方的传感器,蜂鸣器就会发出提示音,表明注射位置正确。将带有蜂鸣器的麻醉实习模型安装在仿头模上(图 3-6)。

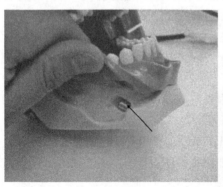
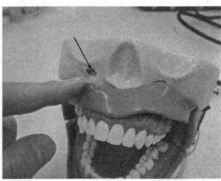

图 3-5 麻醉模型传感器

（2）按照2讲解的局部麻醉方法和步骤，在仿头模上练习上牙槽后神经阻滞麻醉。当麻醉针头刺入牙龈下方的传感器（图3-7），蜂鸣器就会发出提示音，表明注射位置正确。

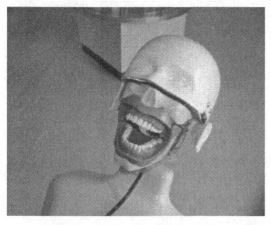

图3-6　安装麻醉模型在仿头模上

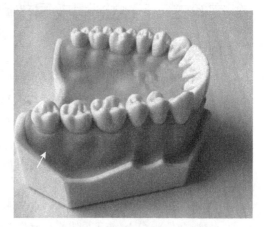

图3-7　上牙槽神经阻滞麻醉位点

4. 同学间互相注射上牙槽后神经阻滞麻醉。

（1）要求同学按照老师示教局部麻醉的方法和步骤进行操作。

（2）在操作过程中，强调操作要领，无菌观念，坚持回抽无血。

（3）检查麻醉效果，如有麻醉失败者，应分析麻醉失败的原因。

【思考题】

1. 临床上局部麻醉时常在局麻药溶液中加入血管收缩药（如肾上腺素）的目的是什么？

2. 晕厥的原因及临床表现是什么？

【评分表】

评分项目	内容	分数	得分
操作前准备	人员准备	5	
	椅位准备	5	
	器械准备	5	
	病情核对	5	
操作过程	麻药准备	10	
	消毒	10	
	麻药注射	20	
	观察	10	
评价	操作规范	15	
	操作效果	15	
总分		100	

（李　娜）

实验二　口腔颌面部局部麻醉——下牙槽神经阻滞麻醉

【实验内容】

1. 在熟悉解剖的基础上，了解口腔内局部麻醉注射的一般原则。

2. 熟悉口腔各种局部麻醉的方法和步骤。

3. 初步掌握下牙槽神经阻滞麻醉方法。

【目的和要求】

1. 结合头颅标本与学生一起复习有关麻醉的解剖特点，了解三叉神经的分布，然后复习各种局部麻醉方法。

2. 在仿头模上示教下牙槽神经阻滞麻醉的方法和步骤。

3. 同学在仿头模上练习下牙槽神经阻滞麻醉。

4. 同学互相注射下牙槽神经阻滞麻醉。

【实验用品】

头颅标本、仿头模、带蜂鸣器的阻滞麻醉实习模型、注射器、75%乙醇、1%碘伏、一次性治疗盘等局部麻醉必备的所有药品及器械。

【实验步骤和方法】

1. 结合头颅标本讲授并示教各种局部麻醉方法

（1）讲授头颅标本的解剖结构，如颏孔、下颌小舌、下颌孔等解剖部位。

（2）在上述基础上重点讲授解剖结构与局部麻醉的关系，培养同学形象记忆的方法。

（3）总结局部麻醉的各种方法，及其并发症的防治。

2. 讲解局部麻醉方法和步骤

（1）局部麻醉前的准备工作：

1）接待患者。

2）收看病卡及核对姓名、年龄和麻醉的牙位，有无过敏史。详细询问患者过去注射麻醉药后有无反应，有无高血压、心脏病、糖尿病等情况从而确定有无麻醉和拔牙的禁忌证。

3）患者的准备。在注射麻醉药前，首先消除患者的恐惧心理，使在注射麻醉药时能与医生更好的合作；其次说明麻醉剂注射后的异常感觉，局部麻醉只能消除痛觉，而其他感觉仍然存在。患者坐在治疗椅上，调节头位、椅位、灯光，麻醉下颌牙时，患者大张口，下颌平面与地平面平行。椅位高度调节至术者的肘关节水平。患者如戴眼镜或义齿，应先取下。

4）请患者漱口。

5）铺小方巾。

6）关掉灯光。

7）自行或请护士准备好麻醉药物及器械，将器械放在无菌托盘内。

8）术者指甲过长者先行修剪，手指上不可戴戒指及涂指甲油。

9）卷起衣袖至腕关节上约5cm，脱下手表。洗刷泡手或戴上无菌手套。

（2）局部麻醉的操作步骤

1）请护士协助打开灯光。

2）请患者张口，再次核对需麻醉的牙。

3）核对麻醉药物，确定麻醉方法，检查注射针头质量及麻醉药物是否含有杂质或变色。

4）用干棉球或纱布揩干注射部位，然后用1%的碘酊消毒进针部位。包括前后1或2颗牙齿。注意棉签上不要蘸取过多的碘酊，以免流到口腔他处，使患者感到不适。消毒注射点后，左手应维持唇颊张开，立即注射，否则刺入点易被黏液和唾液污染。

5）按正确的麻醉方法注射麻醉药物，注射前应排除针筒内的气泡。常用握笔式握持注射器，以便于不换手而能抽空针活塞。注射时注意勿使针头碰到牙齿及唇、颊、舌等未消毒的地方，以免污染。进针刺入黏膜时要快，这样可减轻疼痛；达到黏膜下后针应慢，避免急剧动作，沿着骨膜表面推进，一般不应穿刺到骨膜下，为减少疼痛可在注射过程中不断注入少量麻醉药。后在回抽无血的情况下边注射边观察患者面色，注射速度应缓慢，不宜太快。

下牙槽神经阻滞麻醉（口内法）称翼下颌注射法（图3-8），患者大张口时，在磨牙后方，腭舌弓之前，有纵形的黏膜皱襞，又称翼下颌皱襞，在翼下颌皱襞中点外侧3～4mm处进针。注射时，注射器放在对侧口角，即第一、第二前磨牙之间，与中线成45°角。注射针高于下颌殆平面1cm并与之平行，进针后，推进2.5cm左右，可达下颌支内侧的下颌神经沟。回抽无血注入麻醉药1～1.5ml。

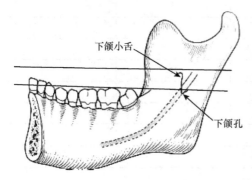 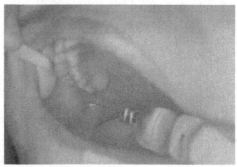

图3-8 下牙槽神经阻滞麻醉

麻醉区域及效果：麻醉同侧下颌骨、下颌牙、牙周膜、前磨牙至中切牙唇（颊）侧牙龈、黏骨膜及下唇部。约5min后，患者感到同侧下唇口角麻木、肿胀，探刺无痛；如超过10min仍不出现麻醉征，可能是注射部位不准确，应重新注射。

6）注射完毕，请护士关掉灯光，并立即询问病人是否有不适，等待麻醉显效，并应随时注意观察病人有无晕厥等麻醉并发症，如出现晕厥反应立即放平椅位，松解衣领，并作其他的抢救措施。

7）麻醉显效检查：刺激病人的牙龈无疼痛感或下唇、舌体有麻木感。麻醉范围的检查一般用钝头器械压迫黏膜，然后观察患者的反应，最好不要问患者痛不痛。注射后要询问患者的感觉（麻木、发肿、蚁走感等）及这些感觉发生的时间，最好检查麻醉的范围，这样可以检查注射是否正确。

3. 仿头模练习上牙槽后神经阻滞麻醉 按照2讲解的局部麻醉方法和步骤，在仿头模上练习上牙槽后神经阻滞麻醉。当麻醉针头刺入牙龈下方的传感器（图3-9），蜂鸣器就会发出提示音，表明注射位置正确。

4. 同学间互相注射下牙槽神经阻滞麻醉方法

（1）要求同学按照老师示教及在仿头模上局部麻醉的方法和步骤进行操作。

（2）在操作过程中，强调操作要领、无菌观念。坚持回抽无血。

（3）检查麻醉效果，如有麻醉失败者，应分析麻醉失败的原因。

【思考题】

1. 结合解剖，解释以下现象：下牙槽神经麻醉后，患者出现面瘫或复视。

2. 分析下牙槽神经阻滞麻醉失败的原因有哪些？

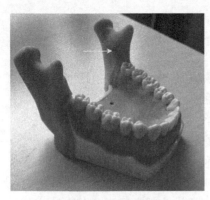

图 3-9　下牙槽神经阻滞麻醉位点

【评分表】

评分项目	内容	分数	得分
操作前准备	人员准备	5	
	椅位准备	5	
	器械准备	5	
	病情核对	5	
操作过程	麻醉药准备	10	
	消毒	10	
	麻药注射	20	
	观察	10	
评价	操作规范	15	
	操作效果	15	
总分		100	

（李　娜）

实验三 口腔颌面部局部麻醉——腭前神经阻滞麻醉

【实验内容】

1. 结合头颅标本与学生一起复习有关麻醉的解剖特点，了解三叉神经的分布，然后复习各种局部麻醉方法。

2. 在仿头模上示教腭前神经阻滞麻醉的方法和步骤。

3. 同学在仿头模上练习腭前神经阻滞麻醉。

4. 同学互相注射腭前神经阻滞麻醉。

【目的和要求】

1. 在熟悉解剖的基础上，了解口腔内局部麻醉注射的一般原则。

2. 熟悉口腔各种局部麻醉的方法和步骤。

3. 初步掌握腭前神经阻滞麻醉方法。

【实验用品】

头颅标本、仿头模、带蜂鸣器的阻滞麻醉实习模型、注射器、75%乙醇、1%碘伏、一次性治疗盘等局麻必备的所有药品及器械。

【实验步骤和方法】

1. 结合头颅标本讲授并示教各种局部麻醉方法

（1）讲授头颅标本的解剖结构，如腭大孔的解剖部位。

（2）在上述基础上重点讲授解剖结构与局部麻醉的关系，培养同学形象记忆的方法。

（3）总结局部麻醉的各种方法，及其并发症的防治。

2. 讲解局部麻醉方法和步骤

（1）局部麻醉前的准备工作：

1）接待患者。

2）收看病卡及核对姓名、年龄和麻醉的牙位，有无过敏史。详细询问患者过去注射麻醉药后有无反应，有无高血压、心脏病、糖尿病等情况从而确定有无麻醉和拔牙的禁忌证。

3）患者的准备。在注射麻醉药前，首先消除患者的恐惧心理，使其在注射麻醉药时能与医师更好的合作；其次说明麻醉剂注射后的异常感觉，局麻只能消除痛觉，而其他感觉仍然存在。患者坐在治疗椅上，调节头位、椅位、灯光，麻醉下颌牙时，患者大张口，下颌平面与地平面平行。椅位高度调节至术者的肘关节水平。患者如戴眼镜或义齿，应先取下。

4）请患者漱口。

5）铺小方巾。

6）关掉灯光。

7）自行或请护士准备好麻醉药物及器械，将器械放在无菌托盘内。

8）术者指甲过长者先行修剪，手指上不可戴戒指及涂指甲油。

9）卷起衣袖至腕关节上约5cm，脱下手表。洗刷泡手或戴上无菌手套。

（2）局部麻醉的操作步骤

1）请护士协助打开灯光。

2）请患者张口，再次核对需麻醉的牙。

3）核对麻醉药物，确定麻醉方法，检查注射针头质量及麻醉药物是否含有杂质或变色。

4）用干棉球或纱布擦干注射部位，然后用1%的碘酊消毒进针部位。包括前后1或2颗牙齿。注意棉签上不要蘸取过多的碘酊，以免流到口腔他处，使患者感到不适。消毒注射点后，左手应维持唇颊张开，立即注射，否则刺入点易被黏液和唾液污染。

5）按正确的麻醉方法注射麻醉药物，注射前应排除针筒内的气泡。常用握笔式握持注射器，以便于不换手而能抽空针活塞。注射时注意勿使针头碰到牙齿及唇、颊、舌等未消毒的地方，以免污染。进针刺入黏膜时要快，这样可减轻疼痛；达到黏膜下后针应慢，避免急剧动作，沿着骨膜表面推进，一般不应穿刺到骨膜下，为减少疼痛可在注射过程中不断注入少量麻醉药。后在回抽无血的情况下边注射边观察患者面色，注射速度应缓慢，不宜太快。

腭前神经阻滞麻醉（图3-10）进针点为腭大孔，在上颌最后一颗磨牙腭侧龈缘至腭中线连线中外1/3交界处。病人大张口时，注射器放在对侧口角，从表面标志稍前处刺入腭侧黏膜，进针深约0.3~0.5cm，回抽无血注入麻药0.3~0.5ml。

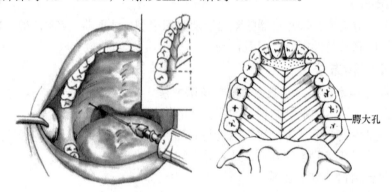

图3-10　腭前神经阻滞麻醉

麻醉区域及效果：麻醉同侧上颌磨牙、前磨牙的腭侧黏骨膜及牙龈。约5min后，病员感到相应区域腭侧黏骨膜及牙龈麻木、肿胀，探刺无痛；如超过10min仍不出现麻醉征，可能是注射部位不准确，应重新注射。

6）注射完毕，请护士关掉灯光，并立即询问病人是否有不适，等待麻醉显效，并应随时注意观察病人有无晕厥等麻醉并发症，如出现晕厥反应立即放平椅位，松解衣领，并作其他的抢救措施。

7）麻醉显效检查：刺激患者的腭侧黏膜或牙龈无疼痛感。麻醉范围的检查一般用钝头器械压迫黏膜，然后观察患者的反应，最好不要问患者痛不痛。注射后要询问患者的感觉（麻木、发肿、蚁走感等）及这些感觉发生的时间，最好检查麻醉的范围，这样可以检查注射是否正确。

3. 仿头模练习腭前神经阻滞麻醉　按照2讲解的方法和步骤，在仿头模上练习腭前神经阻滞麻醉。当麻醉针头刺入黏骨膜下方的传感器（图3-11），蜂鸣器就会发出提示音，表明注射位置正确。

4. 同学间互相注射腭前神经阻滞麻醉方法

（1）要求同学按照老师示教及在仿头模上局部麻醉的方法和步骤进行操作。

（2）在操作过程中，强调操作要领、无菌观念。坚持回抽无血。

（3）检查麻醉效果，如有麻醉失败者，应分析麻醉失败的原因。

【思考题】

腭前神经阻滞麻醉的操作步骤有哪些？

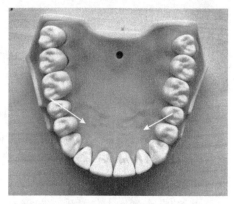

图3-11　腭前神经阻滞麻醉仿头模模型

【评分表】

评分项目	内容	分数	得分
操作前准备	人员准备	5	
	椅位准备	5	
	器械准备	5	
	病情核对	5	
操作过程	麻醉药准备	10	
	消毒	10	
	麻药注射	20	
	观察	10	
评价	操作规范	15	
	操作效果	15	
总分		100	

（李　娜）

实验四　口腔颌面部局部麻醉——鼻腭神经阻滞麻醉

【实验内容】

1. 在熟悉解剖的基础上，了解口腔内局部麻醉注射的一般原则。

2. 熟悉口腔各种局部麻醉的方法和步骤。

3. 初步掌握鼻腭神经阻滞麻醉方法。

【目的和要求】

1. 结合头颅标本与学生一起复习有关麻醉的解剖特点，了解三叉神经的分布，然后复习各种局部麻醉方法。

2. 在仿头模上示教鼻腭神经阻滞麻醉的方法和步骤。

3. 同学在仿头模上练习鼻腭神经阻滞麻醉。

4. 同学互相注射鼻腭神经阻滞麻醉。

【实验用品】

头颅标本、仿头模、带蜂鸣器的阻滞麻醉实习模型、注射器、75%乙醇、1%碘伏、一次性治疗盘等局部麻醉必备的所有药品及器械。

【实验步骤和方法】

1. 结合头颅标本讲授并示教各种局部麻醉方法

（1）讲授头颅标本的解剖结构，如切牙孔的解剖部位。

（2）在上述基础上重点讲授解剖结构与局部麻醉的关系，培养同学形象记忆的方法。

（3）总结局部麻醉的各种方法，及其并发症的防治。

2. 讲解局部麻醉方法和步骤

（1）局部麻醉前的准备工作：

1）接待病员。

2）收看病卡及核对姓名、年龄和麻醉的牙位，有无过敏史。详细询问患者过去注射麻醉药后有无反应，有无高血压、心脏病、糖尿病等情况，从而确定有无麻醉和拔牙的禁忌证。

3）患者的准备。在注射麻醉药前，首先消除患者的恐惧心理，使其在注射麻醉药时能与医师更好的合作；其次说明麻醉剂注射后的异常感觉，局麻只能消除痛觉，而其他感觉仍然存在。患者坐在治疗椅上，调节头位、椅位、灯光，麻醉下颌牙时，患者大张口，下颌平面与地平面平行。椅位高度调节至术者的肘关节水平。患者如戴眼镜或义齿，应先取下。

4）请患者漱口。

5）铺小方巾。

6）关掉灯光。

7）自行或请护士准备好麻醉药物及器械，将器械放在无菌托盘内。

8）术者指甲过长者先行修剪，手指上不可戴戒指及涂指甲油。

9）卷起衣袖至腕关节上约5cm，脱下手表。洗刷泡手或戴上无菌手套。

（2）局部麻醉的操作步骤：

1）请护士协助打开灯光。

2）请患者张口，再次核对需麻醉的牙。

3）核对麻醉药物，确定麻醉方法，检查注射针头质量及麻醉药物是否含有杂质或变色。

4）用干棉球或纱布揩干注射部位，然后用1%的碘酊消毒进针部位。包括前后1或2颗牙齿。注意棉签上不要蘸取过多的碘酊，以免流到口腔他处，使患者感到不适。消毒注射点后，左手应维持唇颊张开，立即注射，否则刺入点易被黏液和唾液污染。

5）按正确的麻醉方法注射麻醉药物，注射前应排除针筒内的气泡。常用握笔式握持注射器，以便于不换手而能抽空针活塞。注射时注意勿使针头碰到牙齿及唇、颊、舌等未消毒的地方，以免污染。进针刺入黏膜时要快，这样可减轻疼痛；达到黏膜下后针应慢，避免急剧动作，沿着骨膜表面推进，一般不应穿刺到骨膜下，为减少疼痛可在注射过程中不断注入少量麻醉药。后在回抽无血的情况下边注射边观察病人面色，注射速度应缓慢，不宜太快。

鼻腭神经阻滞麻醉（图3-12）进针点为切牙孔，注射时针尖从腭乳头侧缘刺入黏膜，然后将注射器摆向中线，使之与中切牙的牙体长轴平行，向后上方推进约0.5cm，即可进入切牙孔，回抽无血注入麻醉药0.25～0.5ml。

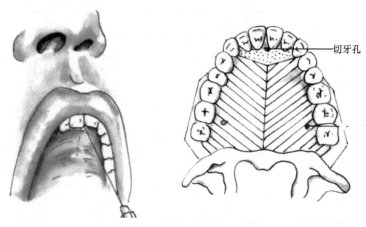

图3-12 鼻腭神经阻滞麻醉

麻醉区域及效果：麻醉两侧上颌前牙腭侧黏骨膜及牙龈。约5min后，患者感到相应区域牙龈及黏骨膜麻木、肿胀，探刺无痛；如超过10min仍不出现麻醉征，可能是注射部位不准确，应重新注射。

6）注射完毕，请护士关掉灯光，并立即询问病人是否有不适，等待麻醉显效，并应随时注意观察病人有无晕厥等麻醉并发症，如出现晕厥反应立即放平椅位，松解衣领，并作其他的抢救措施。

7）麻醉显效检查：刺激病人的牙龈无疼痛感。麻醉范围的检查一般用钝头器械压迫黏膜，然后观察患者的反应，最好不要问患者痛不痛。注射后要询问患者的感觉（麻木、发肿、蚁走感等）及这些感觉发生的时间，最好检查麻醉的范围，这样可以检查注射是否正确。

3. 仿头模练习腭前神经阻滞麻醉 按照2讲解的方法和步骤，在仿头模上练习鼻腭神经阻滞麻醉。当麻醉针头刺入牙龈下方的传感器（图3-13），蜂鸣器就会发出提示音，表

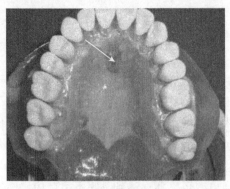

图 3-13 鼻腭神经阻滞麻醉仿头模模型

明注射位置正确。

4. 同学间互相注射鼻腭神经阻滞麻醉方法

（1）要求同学按照老师示教及在仿头模上局部麻醉的方法和步骤进行操作。

（2）在操作过程中，强调操作要领、无菌观念。坚持回抽无血。

（3）检查麻醉效果，如有麻醉失败者，应分析麻醉失败的原因。

【思考题】

简述鼻腭神经阻滞麻醉的注射标志及麻醉区域。

【评分表】

评分项目	内容	分数	得分
操作前准备	人员准备	5	
	椅位准备	5	
	器械准备	5	
	病情核对	5	
操作过程	麻醉药准备	10	
	消毒	10	
	麻药注射	20	
	观察	10	
评价	操作规范	15	
	操作效果	15	
总分		100	

（李　娜）

实验五 牙拔除术的步骤和方法（一）口腔拔牙器械的识别

【实验内容】
1. 辨认常用口腔拔牙器械。
2. 辨认常用牙槽外科手术器械。
3. 示教各类器械握持和使用方法。

【目的和要求】
1. 掌握拔牙器械及牙槽外科手术器械识别。
2. 掌握微创拔牙器械。
3. 掌握牙钳、牙挺的正确握持方式与操作方法。

【实验用品】
仿头模、口腔器械盒（托盘、口镜、镊子）、钳子、各种牙钳、牙挺、牙龈分离器、刮匙、咬骨钳、骨锉、骨膜剥离器、手术刀和柄、缝针、缝线、持针器等。

【实验步骤和方法】
1. 识别有关拔牙术及牙槽外科手术器械（见图 3-14）
（1）牙钳
1）牙钳有三部分组成：喙、关节、柄。观察牙钳的结构形态，识别出直钳、反角式钳及刺枪式钳。
2）根据口内解剖部位，牙钳分为上颌牙钳和下颌牙钳。多数牙钳不分左右，只有上颌第一、第二磨牙钳才分左右，原因是第一、第二磨牙的三个牙根中有 2 个在颊侧，1 个在腭侧，颊侧牙钳喙是尖的。
此外，牙冠钳的喙宽大，牙根钳的喙窄小；牙冠钳的喙一般较牙根钳短小。乳牙钳的特点是比较短小。
上牙钳：
喙与柄成一直线，或接近 180°角。上颌后牙有刺枪式牙钳的喙与柄接近平行。当喙与柄不成一直线而成钝角时，柄也有相应的弯曲，使整个牙钳呈"S"形。这种弯曲的目的在于使牙钳能避开口角、上牙和下颌骨的阻挡。
下牙钳：
喙和柄成直角或稍大于直角的钝角。这种弯曲也是为了避开口角和上颌牙的阻挡。
（2）牙挺
1）牙挺有三部分组成：挺刃、挺干、挺柄。
2）观察牙挺的结构形态，识别出直挺、弯挺（分左、右）、横柄挺（又称三角挺）。
3）观察牙挺的形态类型，鉴别出牙挺、根挺、根尖挺。
（3）辅助器械
1）牙龈分离器：凹的一面向着牙齿，突的一面向着牙龈，每次拔牙时用以分离牙龈。临床上也可用探针代替。
2）手术刀：常用 15 号和 11 号刀片。

3）骨膜分离器：常用的有两种，在口腔内多用小骨膜分离器分离骨膜，较大的骨膜分离器还可用作牵引龈片。

4）骨凿和骨锤：用凿去骨质或劈开牙体。在凿牙槽骨时，最好用窄骨凿；在劈开牙齿时，最好用宽骨凿。骨锤一般不消毒，由护士使用，因此应当防止手术中被污染的骨凿的末端与其他器械接触。在下颌骨用骨凿时，一定要用左手支持下颌骨。

5）骨钳：形似牙钳，在两柄之间有弹簧，用以剪去小块骨突，如过高的牙槽中隔，或小的骨尖、骨嵴。

6）骨锉：用以锉平细小的骨突和锐利的骨缘，锉后常遗留很多细小的骨碎片在伤口内，要仔细刮除干净。

7）刮匙：用以刮除牙槽窝内的骨碎片、牙碎片、肉芽组织、囊肿等。

8）缝针、缝线：用小三角针或小圆针；缝线用黑丝线。

9）止血钳：常用蚊式止血钳。

10）张口器：协助张口。

11）吸引器：帮助消除口腔和伤口内的积液，使手术视野清晰。

12）组织镊：用以夹持软组织。

2. 仿头模练习各类器械握持手法

（1）教师示教与学生实际操作结合。正确掌握规范的牙钳握持和打开的手法。右手握钳，将钳柄置于手掌，以食指和中指把握一侧钳柄，另一侧钳柄紧贴掌心，而拇指按于关节上，无名指与小指深入两钳柄之间，以便分开钳柄。在钳住牙冠后，将无名指和小指退出两钳柄之间，和食指、中指同居一侧再紧握钳柄。

反向握钳法：其动作与正握法的区别是右手拇指位于钳柄末端一侧。反握法夹持及摇动力度较大，多用于拔除牢固的牙。牙钳持握时，应注意握持区尽量靠钳柄的末端区，以增大牙钳的杠杆机械效率。

（2）正确掌握规范的牙挺握持。牙挺握持方法有掌握持法及指握持法。掌握持法所产生的力量较大；指握持法的感觉更为敏锐。

要求学生按照教师示教的方法识别拔牙器械、体会掌握动作要领、爱护实验设施及用品。

3. 学生分组识别、辨认器械，练习握持及使用方法。

【思考题】

1. 牙钳使用的基本操作要点是什么？

2. 使用牙挺时的注意事项是什么？

附图

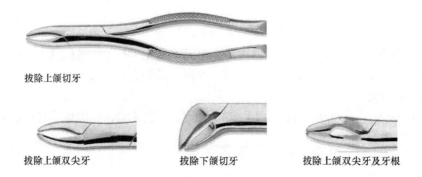

拔除上颌切牙

拔除上颌双尖牙　　　　拔除下颌切牙　　　　拔除上颌双尖牙及牙根

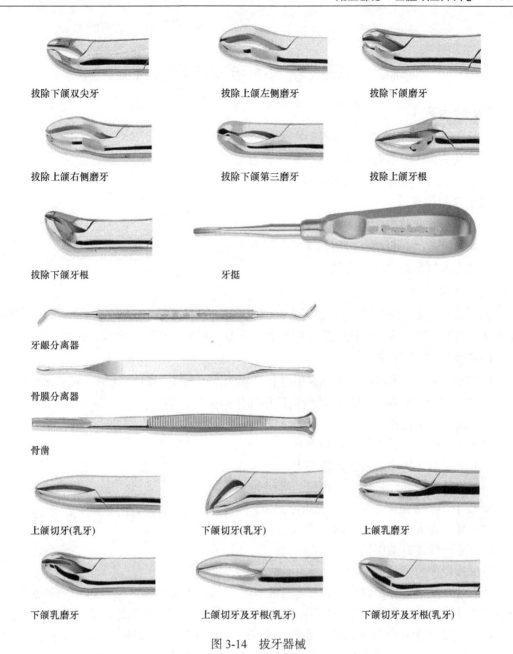

图 3-14 拔牙器械

【评分表】

评分项目	内容	分数	得分
器械识别与使用方法	拔牙钳的识别	20	
	牙挺的识别	20	
	辅助器械的识别	10	
	握持手法	25	
	使用方法	25	
总分		100	

(李 娜)

实验六　牙拔除术的步骤和方法（二）

【实验内容】
1. 示教牙钳、牙挺的使用规范。
2. 在仿头模上示教普通拔牙术的步骤和方法。
3. 同学在仿头模上进行拔牙练习。

【目的和要求】
1. 掌握规范拔牙手术中的各种步骤与操作要点。
2. 掌握牙钳、牙挺的正确握持方式与操作方法。
3. 熟悉不同牙齿的拔除方法。

【实验用品】
拔牙实习模型、仿头模、口腔器械盒（托盘、口镜、镊子）、各种牙钳、牙挺、牙龈分离器、刮匙、咬骨钳、骨锉、骨膜剥离器、手术刀和柄、缝针、缝线、持针器等。

【实验步骤和方法】
1. 带教教师通过模型、实体牙讲解各种牙根形态、不同位置骨质状况、重要解剖毗邻。
2. 以上颌前牙拔除示教牙钳的规范使用和牙钳拔牙的基本方法。
（1）按照牙位选择牙钳。
（2）使牙钳钳喙长轴与牙长轴平行。
（3）上钳时，钳喙前端插入龈沟内。
（4）拔牙基本动作：摇动、扭转、牵引的使用。
3. 以下颌磨牙拔除示教牙挺的规范使用。
（1）牙挺置入的位置、方向、支点。
（2）牙挺使用时的保护。
（3）牙挺使用三种力学原理在实际运用中的手法体现。
挺刃放在牙根与牙槽骨之间，并与牙根长轴平行，不能以邻牙及舌侧牙槽嵴做支点；一般以两种或三种力学原理结合使用；控制用力，手指保护，严防牙挺脱落。
4. 在仿头模上示教牙拔除术的步骤和方法（以前牙或磨牙为例）。
将拔牙实习模型（图 3-15）安装在仿头模上，主要步骤：
（1）消毒：根据牙位选择麻醉方法，1%碘伏（聚维酮碘）消毒麻醉进针区。
（2）局部麻醉（根据不同牙位选择麻醉部位）。
（3）分离牙龈。
（4）挺松患牙：以近中牙槽嵴为支点，挺松患牙。
（5）正确选择及安放拔牙钳：安放拔牙钳之前再次确认牙位。
（6）拔除患牙：采用旋转、摇动、牵引的用力方法拔除患牙（图 3-16、图 3-17）。
（7）术后检查：所拔牙齿是否完整，有无断根。
（8）拔牙创面处理：刮匙搔刮牙槽窝，使牙槽窝内血液充盈，以便形成血凝块。然后用食指和拇指垫一小块纱布挤压，恢复扩大的牙槽窝。最后将纱布卷放置在拔牙创上，嘱患者咬紧。清理患者口周。

（9）医嘱：嘱咐患者拔牙后注意事项，并根据具体情况决定是否给予患者抗菌消炎药物治疗。

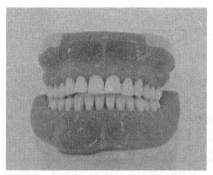
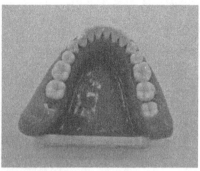

图 3-15　拔牙实习模型

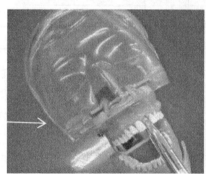
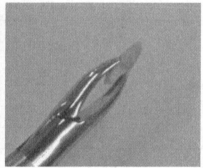

图 3-16　拔除上颌中切牙

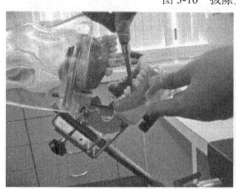
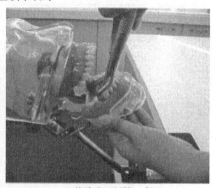

A.牙挺　　　　　　　　　　　　　　B.拔除右下颌第二磨牙

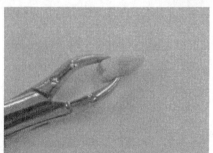

图 3-17　拔除右下颌第二磨牙

5. 同学在仿头模上进行拔牙练习（前牙或磨牙）

要求学生按照教师示教的方法规范操作、体会并掌握动作要领，在正确完成实验操作和内容的基础上，在牙拔除术中，操作顺序连贯，方法正确，器械选择无误，能正确回答器械用途，操作中体现爱伤意识。

【思考题】

1. 试述用牙钳拔除牙齿时应用的三种运动力及其作用和注意事项。
2. 试述拔牙后出血的原因及处理。

【评分表】

评分项目	内容	分数	得分
操作前准备	人员准备	5	
	椅位准备	5	
	器械准备	5	
	病情核对	5	
操作过程	消毒	10	
	麻醉	10	
	分离牙龈	10	
	牙挺的使用	10	
	拔除牙齿	10	
	创面处理	10	
评价	操作规范	10	
	操作效果	10	
总分		100	

（李　娜）

实验七　下颌阻生齿拔除术

【实验内容】

示教阻生齿拔除方法。

【目的和要求】

通过观看教师示教手术，了解阻生齿拔除术的适应证、基本方法和步骤，以及手术中和手术后的注意事项。

【实验用品】

阻生齿拔除实习模型，仿头模，常规拔牙手术器械及口内外消毒铺巾用品，刀片、刀柄、骨膜剥离器、骨凿和（或）高速45°手机、劈凿、缝合器械、剪刀等。

【实验步骤和方法】

牙齿在生长发育过程中会受到各种因素的影响（骨或软组织障碍等），只能部分萌出或完全不能萌出且以后也不能萌出的牙，称为阻生齿。

形成牙阻生的原因很多，但主要为颌骨发育不足，缺乏足够的间隙以容纳全部恒牙。

常见的阻生齿为下颌第三磨牙、上颌第三磨牙及上颌尖牙。

阻生齿拔除的适应证。不是所有的阻生齿都必须拔除，只有当其引发临床症状时才必须拔除：

引起反复发作的冠周炎，估计不能正常萌出者；

下颌阻生齿近中阻生，抵触邻牙，阻生齿本身及第二磨牙的远中发生龋坏，或引起第二磨牙牙根吸收，食物嵌塞者；

因完全骨阻生有时也会引起某些不明原因的疼痛者；

下颌阻生齿引起颞下颌关节紊乱综合征，或因正畸治疗而需要拔除者；

阻生齿萌出造成前牙拥挤、排列错乱者。

1. 拔除术时准备工作

（1）经病史询问及局部检查确定适应证后，常规应摄 X 线片，必要时拍下颌骨全景片或 CT。

（2）结合临床及 X 线片所见，分析阻生齿的阻生类型，牙根数目、弯曲结构，与下颌骨（包括下牙槽神经管）的关系，邻牙状况及拔除阻力。

（3）根据分析结果，拟定手术方案（切口设计、方法、去骨量和估计牙脱位方向）。

（4）依据手术方案，准备一套拔除阻生齿的器械，重点选择合适的牙挺、骨凿和（或）高速涡轮钻。

（5）除向患者作一般解释外，应根据病牙状况，重点交代手术时间、创伤程度、手术反应及术中、术后可能出现的并发症，以便取得患者的理解与配合，同意并签字。

（6）调节头位、椅位、灯光，患者大张口，下颌平面与地平面平行，椅位高度调节至术者的肘关节水平。

（7）口腔消毒液含漱后，用1%的碘酊做口内、口外局部消毒。

（8）铺无菌消毒巾，调节好灯光照明。

2. 拔除步骤及方法

（1）麻醉：采用一侧下牙槽神经、舌神经及颊长神经阻滞麻醉法。

（2）切开翻瓣：用 11 号手术刀切开并用骨膜剥离器掀起软组织瓣，显露手术野。

（3）去骨：通过骨凿和（或）高速 45° 手机的应用，去除冠周足够骨质。根据阻生类型，选择劈开或分割方法。

（4）拔牙：挺出和（或）拔除阻生齿或被分割开的牙片。拔除后应仔细检查牙根是否完整，避免残留牙根或牙片于牙槽窝内。

（5）处理拔牙创：搔刮牙槽窝，清除残留碎骨、炎性组织或残余囊肿；并缩小拔牙创。

（6）缝合切开的龈瓣并局部垫无菌纱布或纱卷压迫止血。

（7）交代术后注意事项，对接受了创伤较大、时间较久的拔牙术患者，应在术后立即给予冷敷，并给予抗菌消炎、消肿、镇痛等药物。

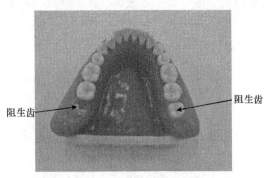

图 3-18 阻生齿拔除实习模型

3. 按照以上的拔除步骤，仿头模示教下颌阻生齿拔除术（见图 3-18）。

【思考题】

1. 一名年轻女性下颌第三磨牙反复肿、痛，要求拔除该患牙。检查确定下颌第三磨牙为低位阻生，龈袋少许溢脓。对此患者应怎样处理？

2. 上、下颌第三磨牙拔除的适应证分别是什么？

【评分表】

评分项目	内容	分数	得分
操作前准备	人员准备	5	
	椅位准备	5	
	器械准备	5	
	病情核对	5	
操作过程	消毒	10	
	麻醉	10	
	分离牙龈	10	
	牙挺的使用	10	
	拔除牙齿	10	
	创面处理	10	
评价	操作规范	10	
	操作效果	10	
总分		100	

（李　娜）

实验八　智齿冠周炎病例讨论

【实验内容】
1. 急性下颌智齿冠周炎病例诊治示教。
2. 智齿冠周炎病例讨论。

【目的和要求】
在已获得相关知识的基础上，接触相关临床病例，在教师的指导与帮助下，进行病案讨论分析，培养独立思考与分析的能力，掌握科学的临床思维方法，通过讨论与讲解，求得正确的诊断和治疗计划，从而熟悉下颌智齿冠周炎的临床表现、治疗等。

【实验用品】
病例、教科书、参考文献等。

【实验步骤和方法】

（一）病历讨论

1. 病例讨论前，由指导教师选择适当病例，发给学生，并指定有关的参考文献。
2. 要求学生事先准备，每人写好发言提纲。讨论后，发言提纲作为平时作业交给指导教师。
3. 讨论前由一位学生报告有关病例、体格检查及实验室检查等资料。
4. 讨论中要求学生个个发言，展开热烈的争辩，教师引导学生逐步深入、正确地进行综合分析，通过讨论明确诊断及治疗方案。

●智齿冠周炎病案讨论

病案一

患者，男，28岁，工人。

主诉：右下后牙区胀痛不适2个月，加重3天。

现病史：2月前，自觉右下后牙区胀痛不适，咀嚼、吞咽开口活动时疼痛加重。经抗感染治疗，症状明显减轻。近3天来，病变部呈自发性跳痛，并向耳颞部放射，全身无明显不适。

检查：全身检查，未见异常。口腔专科检查：右下第三磨牙萌出不全，低位阻生，智齿周围软组织及牙龈发红，肿胀，有触痛，探针检查，可在龈瓣下探出部分萌出的智齿。张口轻度受限。

实验室检查：白细胞计数升高，中性粒细胞偏高，其他正常。

要求：
（1）提出诊断及诊断依据。
（2）提出鉴别诊断。
（3）提出治疗方案。

病案二

患者，女，28岁，干部。

主诉：左下后牙区肿胀疼痛3天。

现病史：3天前，患者劳累后出现左下后牙区肿胀、疼痛，咀嚼时加重，在当地医院诊断为"智齿冠周炎"，予以抗感染治疗（具体药物、剂量不详）、局部冲洗、涂擦"碘甘油"，疗效欠佳。现出现持续性疼痛、跳痛，并向左侧头颞部放射、自觉口内有咸稠液体溢出，遂来我院就诊。发病以来，患者食欲缺乏、精神差、大小便尚可，无发热、寒战、畏寒等症状。

检查：全身体检未见异常。口腔专科检查示：左下8前倾阻生，远中有龈组织覆盖，盲袋形成，袋内有少量食物残渣，袋壁形成脓肿。左下6颊侧黏膜转折处见0.4cm×0.5cm大小的瘘口，瘘口周围组织红肿充血，挤压有少量脓性分泌物，左下6叩诊（−），无松动，未探及龋坏及牙周袋。

实验室检查：白细胞计数 $10.3×10^9/L$。

X线检查：左下8近中阻生，牙冠下方可见小面积低密度影。左下6根尖周骨质密度正常、均匀，结构正常。

要求：

（1）提出诊断及诊断依据。

（2）提出鉴别诊断。

（3）提出治疗方案。

1. 分析病史及问诊时的注意事项

（1）患者的主诉：如疼痛的部位、发病时间。

（2）病史：疾病发生的事件及其详细的经过（急剧或缓慢）；近期的发病情况，症状加重的原因；发病后局部及全身的变化，如发热、寒战、张口受限等体征；目前患者的健康状况，如饮食、大小便等；曾经作过何种治疗、用过何种药物等。

（3）实验室检查：血液、白细胞计数等。

（4）X线检查：注意骨质有无改变，如骨密度、结构等；判断阻生的情况。

2. 检查患者时的注意事项

（1）全身状态：有无发热、寒战等情况。

（2）口腔专科检查：阻生情况；龈袋，有无溢脓、红肿等。

3. 诊断　　根据病历、检查等各项资料进行综合分析，确定初步诊断。如果有几种疾病同时存在，应提出主要的诊断及次要诊断，并指出诊断的根据。

4. 治疗　　根据已确定的诊断，拟定出治疗方案，针对具体患者提出适当的治疗方案。治疗方案包括患者的全身治疗及局部治疗。在拟定治疗计划时应考虑治疗措施的先后、主从，并应提出具体执行的内容。

5. 讨论　　根据以上诊断及治疗意见，写出发言提纲。讨论侧重点集中在诊断与治疗上。

（二）诊治示教

1. 询问病史　　患者就诊的主要原因、有无诱发因素、主要症状、演变过程、伴随症状、诊疗的经过等。

2. 体格检查　　以颌面部为主。

（1）口外检查：面部是否对称，有无肿胀、压痛，其部位及范围，表面皮肤有无充血，皮温有无升高，有无波动感。头颈部淋巴结有无肿大，其大小、质地、活动度、压痛情况等。

（2）口内检查：

记录张口度：

轻度受限——上下切牙切缘间距仅可置入二横指，2~3cm；

中度受限——上下切牙切缘间距仅可置入一横指，1~2cm；

重度受限——上下切牙切缘间距小于一横指，约<1cm；

病灶牙萌出情况、排列，有无龋坏，邻牙情况。冠周软组织及牙龈肿胀、充血范围及程度，局部压痛，龈袋有无溢脓。相当于下颌第一磨牙颊侧黏膜处有无充血、肿胀、波动。

X线检查有助于了解阻生牙的萌出方向、位置、牙根形态及牙周情况，下颌第二磨牙颈部有无龋坏。

3. 诊断　根据病史、体检辅助检查，正确诊断冠周炎及其并发症。

4. 治疗

（1）全身药物治疗：给予消炎镇痛药，防止炎症扩散。

（2）局部治疗：

保持口腔清洁。可用含漱剂或温生理盐水，每日进食前后含漱。

龈袋冲洗上药。生理盐水、3%双氧水、1:5000高锰酸钾或含漱剂10~15ml，局部冲洗将龈瓣间隙内的食物残渣及细菌冲洗干净。冲洗时用带有弯形平针头的注射器，将针头插入龈瓣的间隙内缓慢冲洗，用棉花蘸干患部，局部置棉卷或纱布隔湿，将碘甘油用镊子涂入龈瓣内，多余的部分用棉花擦干，以免灼伤黏膜，嘱患者10~15分钟内勿漱口，以免使局部药物浓度下降。

5. 根据病例分析下颌智齿冠周炎的扩散途径

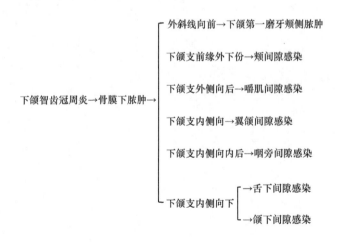

【思考题】

1. 简述口腔颌面部炎症的病因及感染途径。
2. 简述为什么冠周炎好发于下颌第三磨牙？

【评分表】

评分项目	内容	分数	得分
病例一	诊断	10	
	治疗	10	
	讨论	10	
病例二	诊断	10	
	治疗	10	
	讨论	10	
评价	操作规范	20	
	操作效果	20	
总分		100	

(李 娜)

实验九　脓肿切开引流术

【实验内容】
口内脓肿切开引流术示教。

【目的和要求】
掌握口内脓肿切开引流术的指征和操作要点。

【实验用品】
仿头模，脓肿切开实习模型，刀片，刀柄，碘仿纱条等。

【实验步骤和方法】
1. 讲解口内脓肿切开引流的指征及操作步骤。

（1）症状特征：局部疼痛加重，并呈搏动性跳痛；炎性肿胀明显，表面黏膜紧张、发红；触诊有明显压痛点、波动感，呈凹陷性水肿，穿刺有脓液抽出者。

（2）操作步骤

1）麻醉方法：选择局部麻醉。

2）切开部位：选择口腔前庭沟肿胀最明显处。

3）切开：一般切开至黏膜下即可，根据脓肿位置用血管钳直达脓腔后再钝性分离扩大创口。

4）建立引流：根据脓肿的位置、脓腔的大小，选择不同的引流方法。一般选择橡皮片或碘仿纱条引流。

5）换药：第一次切开以后，每天选用1%～3%过氧化氢液、生理盐水或抗生素液冲洗脓腔，更换引流物。

2. 将脓肿切开实习模型（图 3-19）安装于仿头模上，示教脓肿切开引流术。该模型下颌右侧有脓肿，可进行脓肿切开引流缝合。

3. 学生在仿头模上练习脓肿切开引流术。

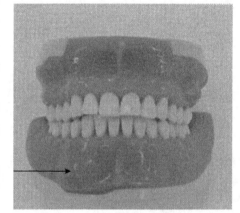

图 3-19　脓肿切开实习模型

【思考题】
1. 口内脓肿切开引流的指征是什么？
2. 口内脓肿切开引流的方法和步骤是什么？

【评分表】

评分项目	内容	分数	得分
操作前准备	人员准备	5	
	椅位准备	5	
	器械准备	5	
	病情核对	5	

续表

评分项目	内容	分数	得分
操作过程	消毒	10	
	麻醉	10	
	切开	20	
	引流	20	
评价	操作规范	10	
	操作效果	10	
总分		100	

（李　娜）

实验十　颌骨骨折结扎固定

【实验内容】

1. 学习颌骨骨折颌间固定的方法。
2. 学习"8"字结扎法、小环结扎法、牙弓夹板单颌固定法。

【目的和要求】

1. 掌握颌骨骨折颌间固定的方法。
2. 掌握颌骨骨折单颌固定的方法。

【实验用品】

头颅模型、牙颌模型、结扎丝、牙弓夹板、持针钳等。

【实验步骤和方法】

（一）在牙颌模型上进行牙弓夹板颌间固定法

1. 牙弓夹板颌间固定法：利用牙弓夹板将上、下颌单颌固定在一起的方法。使用成品牙弓夹板，弯成与局部牙弓一致的弧度，安置于上、下牙列颊侧，用 0.25～0.5mm 金属丝分别将其固定在牙体上，所有结扎丝的头，在扭紧后剪短，并推压至牙间隙处，以免刺激口腔黏膜。然后将输液用乳胶管剪成 1～1.5mm 小圈，套在上、下颌牙弓夹板的挂钩上，行颌间固定。

2. 利用仿头模牙颌模型进行牙弓夹板颌间固定练习。

以上、下牙列为对象，在口内进行牙弓夹板颌间固定。注意操作应精细、规范，爱护仿头模面部其他组织。

（二）在牙颌模型上进行单颌固定

1. "8"字结扎法：一根长结扎丝一折二后，一根由唇（颊）侧穿过牙间隙，围绕损伤牙舌侧自另一侧牙间隙穿出；另一根围绕损伤牙唇侧后穿入牙间隙，围绕邻牙舌侧后自牙间隙穿出，最后将二结扎丝扎紧。

2. 小环结扎法：选用直径 0.3～0.5mm、长约 12cm 的金属丝，对折后扭成一小环，将钢丝两端自颊侧牙间隙穿至舌侧，然后将两根金属丝分开，分别绕经相邻两牙的牙颈部，从舌侧穿出颊侧，将远中一端金属丝穿过小环，与近中端金属丝结扎扭紧。最后用一短金属丝穿过上下相对的小环，逐个结扎扭紧，使上、下颌固定在一起。根据骨折情况决定应结扎的对数，一般每侧应安置两对以上。此种固定方法没有牵引作用，伤员不能自己拆卸。

3. 牙弓夹板单颌固定法：先将脱位的牙或牙槽骨复位后，再将牙弓夹板弯成与局部牙弓一致的弧度，与每个牙相紧贴，夹板的长度应为脱位牙或牙槽骨加上相邻两侧至少二个牙以上的长度，然后用 0.25～0.5mm 直面不锈钢丝结扎，将每个牙与夹板固定在一起，先结扎健康牙，后结扎脱位牙，所有结扎丝的头，在扭紧后剪短，并推压至牙间隙处，以免刺激口腔黏膜。

4. 利用仿头模牙颌模型进行牙弓夹板单颌固定练习。

以上、下牙列前牙为对象，在口内进行牙弓夹板单颌固定。注意操作应精细、规范，爱护仿头模面部其他组织。

【思考题】

1. 简述牙弓夹板颌间固定的方法。
2. 简述牙弓夹板单颌固定的方法。

【评分表】

评分项目	内容	分数	得分
操作过程	牙弓夹板颌间固定	20	
	"8"字结扎法	20	
	牙弓夹板单颌固定法	20	
	小环结扎法	20	
评价	操作规范	10	
	操作效果	10	
总分		100	

（李　娜）

实验十一　外科绷带包扎术

【实验内容】

外科常用头面部基本包扎技术，包括交叉十字绷带、面部绷带（单眼交叉绷带）、四头带等。

【目的和要求】

1. 了解绷带包扎的目的。

2. 掌握头面部基本包扎技术。

3. 掌握绑带包扎的注意事项。

【实验用品】

绷带，医用橡皮膏，仿头模。

【实验步骤和方法】

1. 医师衣帽穿戴整齐，洗手消毒，摆放器械。

2. 调整仿头模体位，进行基本包扎。

（1）交叉十字绷带（见图 3-20）

方法：用绷带先由额至枕部环绕 2 周，继而反折经一侧耳前腮腺区向下，经下颌下、颏部至对侧耳后向上，再经顶部向下至同侧耳后，绕下颌下、颏部至对侧耳前，向上经顶部，向下至同侧耳后，再绕至颌下、颏部至对侧耳后。如此反复缠绕，最后再如前做额枕部环绕，以防止绷带滑脱，止端或打结，或以胶布固定。

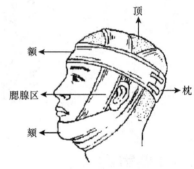

图 3-20　交叉十字绷带

应用范围：此法应用十分广泛，常用于双侧面部耳前区、耳后区、腮腺区、颌下区及颏下区伤口的包扎。包扎固定范围广、加压可靠、牢固，不易滑脱。

注意事项：绷带经颈部时应紧密围绕颌下点包扎。如果靠下，绷带易滑至颈下，压迫喉结，可使患者呼吸困难。

（2）单眼交叉绷带（见图 3-21）

用于半侧头部、眼部、耳部伤口的包扎。

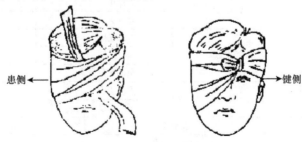

图 3-21　单眼交叉绷带

方法：于鼻根非裂侧先置一上下斜行的短绷带或纱布条，并在裂侧耳周垫以棉垫或纱布，以免包扎时压迫耳廓。绷带自额部开始，先绕额周两圈，继而斜经头后绕全裂侧耳下并斜行向上经同侧颊部、眶下至鼻背、非裂侧眶上，如此环绕数周，每周必须覆盖前一层绷带的1/3～1/2，直至包妥为止，止端以胶布固定，将留置的短绷带或纱布条打结收紧，以暴露健眼。

应用范围：用于半侧头部、眼部、耳部、上颌骨、面颊部手术后的创口和损伤包扎。

（3）四头（尾）带（见图3-22）

四头（尾）带包扎法用于颏部、面颊部、鼻旁伤口的加压包扎。

方法：剪取约70cm长的一段绷带，将其两端剪开即形成四个带尾。中份垫以数层敷料后，将其置于术区皮肤表面，带尾拉紧后两两打结，分别置于枕下和头顶部，并将两结用剩带尾连接，可防止带尾滑脱。

应用范围：用于颏部、面颊部、鼻旁伤口的加压包扎。

四头（尾）带包扎法加压的力量有限，固定带尾易滑脱，固定效果较差。该法多用于上颌骨囊肿刮除术后的加压包扎，术后第2天去除。

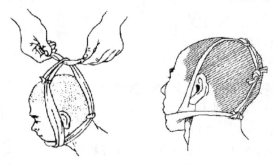

图3-22 四头（尾）带

【思考题】

1. 腮腺区手术、颌下腺摘除术、上颌骨囊肿刮除术后，应采用什么方法包扎？
2. 以上三种包扎法各自的应用范围是什么？
3. 包扎的目的是什么？

【评分表】

评分项目	内容		分数	得分
操作前准备	人员准备		2	
	椅位准备		3	
	器械准备		5	
操作过程	十字交叉法	方法正确	20	
		整齐美观	5	
	单眼交叉绷带	方法正确	20	
		压力适度	5	
		眼部充分暴露	5	
	四头（尾）带	方法正确	20	
		压力适度	5	
评价	操作规范		5	
	操作效果		5	
总分			100	

（李 娜）

第四部分 正畸学部分

实验 正畸托槽的粘接

【实验内容】
1. 正畸模拟操作训练用模型的使用方法。
2. 练习方丝弓托槽的粘接方法。
3. 练习直丝弓托槽的粘接方法。

【目的和要求】
在仿头模上练习正畸托槽的粘贴,达到正确定位。

【实验用品】
正畸操作训练用模具 TYPODONT YDM22-822,仿头模标准石膏模型、直丝弓托槽、方丝弓托槽、托槽定位器、无水乙醇、酸蚀剂、粘接剂、仿头模(FRASACO)、口腔器械盘。

【实验步骤和方法】

1. 正畸操作训练用模具 TYPODONT YDM22-822(图 4-1) 正畸模拟操作训练用模型能满足各种正畸操作训练的要求,通过配件可以安装在仿头模上。由蜡堤、牙齿模型和正畸𬌗架组成。

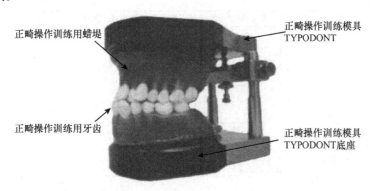

图 4-1 正畸操作训练用模具 TYPODONT YDM22-822

根据五种蜡堤的不同,学生可以在该训练模具上进行托槽的粘接操作。蜡堤(图 4-2,图 4-3)分类如下:

11BH/11BI 理想型; 11AZ/11BA 安氏 I 类;
11BB/11BC 安氏 2 类 1 级; 11BB/11BE 安氏 2 类 2 级;
11BF/11BG 安氏 3 类。

正畸操作训练用牙齿(图 4-4)。

解剖形态的金属根牙 B9-500 一套 28 颗,解剖形态的金属根牙,牙冠表面覆盖塑料层,在牙面上无凹孔。B9D-500 牙面有凹孔用于增强粘接力。

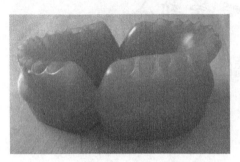
图 4-2 正畸操作训练用蜡堤

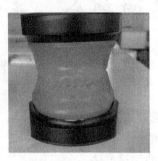
图 4-3 蜡堤安装于𬌗架上

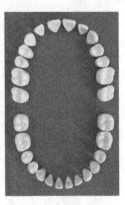
图 4-4 正畸操作训练牙齿

2. 操作前准备：正畸模拟操作训练用模型的安装和使用方法。

3. 托槽的粘接

（1）方丝弓矫治器的粘贴：方丝弓矫治器粘贴托槽时，常规使用托槽定位器，按照托槽高度（表 4-1）和轴倾度的要求，根据医师习惯（从左到右或先下后上或左右对称）依次粘贴。托槽的高度是指托槽沟底至切缘或者牙尖的距离。托槽的轴倾度指标准方丝弓托槽粘贴时，要求托槽的长轴与牙齿长轴一致。

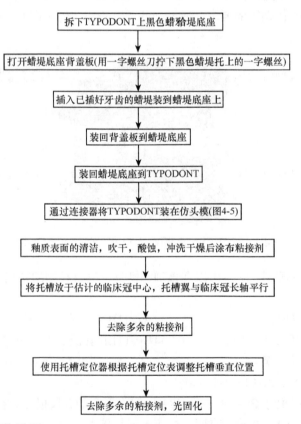

TYPODONT 安装见图 4-5。

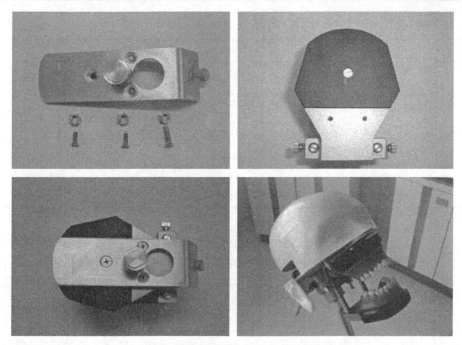

图 4-5　通过连接器将 TYPODONT 装在仿头模上

在粘贴托槽过程中，要避免从侧方、上方或者下方观察牙齿，需要时要患者转头，正畸医生也要不时改变坐姿（图 4-6）。

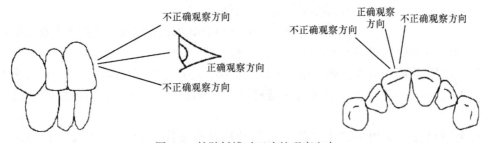

图 4-6　粘贴托槽时正确的观察方向

表 4-1　常用的托槽高度有两种

		上牙弓	下牙弓
	中切牙	4.0	4.0
	侧切牙	3.5	4.0
	尖牙	4.5	4.5
第一种	第一前磨牙	4.0	3.5
	第二前磨牙	4.0	3.5
	第一磨牙	3.5	3.0
	第二磨牙	2.5	3.0

续表

		上牙弓	下牙弓
第二种	中切牙	4.5	4.0
	侧切牙	4.0	4.0
	尖牙	5.0	5.0
	第一前磨牙	4.5	4.5
	第二前磨牙	4.5	4.5
	第一磨牙	4.0	4.0
	第二磨牙	3.0	4.0

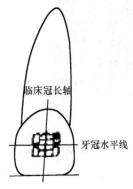

图 4-7 临床冠中心

（2）直丝弓矫治器托槽粘贴：直丝弓矫治器托槽专牙专用。每个托槽的远中靠龈方的翼上都有识别标志。直丝弓矫治器托槽的定位是以临床牙冠中心来确定。临床牙冠是口腔中肉眼可见的牙冠，即龈缘以上可见牙冠。临床冠中心是临床冠长轴与牙冠水平线的交点（图 4-7）。

磨牙临床冠长轴为颊面的垂直沟，其余牙齿的临床冠长轴位于牙长轴的发育嵴上，即牙冠的最突出的部位，因为牙齿大小不同，但临床冠中心却保持恒定，因此 Andrews 将临床冠中心确定为托槽的位置。

具体步骤同方丝弓托槽粘接法。

（3）注意事项：在 TYPODONT 上粘接托槽需要注意的是：

1）塑料牙面清洁使用无水乙醇，然后自然干燥。

2）考虑到训练牙齿和托槽的反复使用，而临床使用正畸粘接剂不易从塑料牙面和托槽表面去除，可使用如乐泰超能胶等粘接材料，但须延长按压时间以保证粘接材料能够彻底凝固。

4. 弓丝结扎 利用不锈钢结扎丝或弹性结扎橡皮圈，将 0.14NiTi 弓丝完全结扎入槽。

不锈钢丝结扎：选用 0.2mm 的不锈钢结扎丝进行结扎，摩擦力小，但容易疲劳折断。一般情况下结扎丝的结扎一端朝向近中方向，方便结扎和复诊时去除结扎丝。

弹性结扎圈：弹性结扎圈使用效果良好，目前应用广泛，而且椅旁操作时间短，不存在尖锐的结扎丝末端刺痛牙龈的可能，患者感觉舒适。

5. 加热形变 将完成的 TYPODONT 从仿头模拆下，去除连接配件，将整个模型浸入 64℃左右（可根据实际情况调整，太低蜡不会软化变形，太高影响粘接剂粘接性能且蜡会过度软化）的水中，因为蜡堤的软化温度设定在 64℃左右，所以到了这个温度，牙齿会按弓丝形变牵引移位到希望的位置以达到正畸的目的。

6. 清理 加热完成后将模具清洁并干燥，将牙齿一一摘下，浸在近 100℃开水中使粘接剂失效，用镊子把牙齿表面和托槽底部的粘接剂刮除。

回收正畸托槽和弓丝，重复利用。

【思考题】

1. 方丝弓技术和直丝弓技术在粘接托槽时，有什么不同？
2. 简述 TYPODONT 的操作步骤和方法。

【评分表】

评分项目	分数	得分
操作前准备	10	
干燥酸蚀	10	
开口器、隔湿	10	
托槽粘贴顺序	10	
托槽粘贴位置	60	
总分	100	

（李　娜）

参考文献

樊明文，2012. 牙体牙髓病学. 3 版. 北京：人民卫生出版社.
傅民魁，2012. 口腔正畸学. 6 版. 北京：人民卫生出版社.
马轩祥，2012. 口腔修复学. 7 版. 北京：人民卫生出版社.
孟焕新，2013. 口腔牙周病学. 4 版. 北京：人民卫生出版社.
王嘉德，2012. 口腔医学实验教程. 3 版. 北京：人民卫生出版社.
王丽，2013. 口腔内科学及口腔颌面外科学实践教学操作指南.兰州：甘肃民族出版社.
王美青，2012. 口腔解剖生理学. 7 版. 北京：人民卫生出版社.
张志愿，2012. 口腔颌面外科学. 6 版. 北京：人民卫生出版社.
赵信义，2012. 口腔材料学. 5 版. 北京：人民卫生出版社.